簡単で確実に痩せる

晩ごはんダイエット成功レシピ集

美波紀子

幻冬舎文庫

簡単で確実に痩せる
晩ごはんダイエット成功レシピ集

晩ごはんダイエットのスゴイ効果

① 7ヶ月で12キロ（1ヶ月で3キロ）体重が落ちました！
② 下腹ぽっこりが消えました！
③ 体脂肪率が29％から19％（1ヶ月でマイナス6％）になりました！
④ 5年間リバウンドしていません！
⑤ つるつるの美肌になり、「若返った」と言われます！

『確実に痩せてリバウンドしない　晩ごはんダイエット』を読んだ方へ

さらに本書がスゴイ理由

①　豆腐よりもっと簡単で効果が高く、しかもおいしく続けられる「豆乳」メニューを紹介！

②　晩ごはんダイエットの基本「豆腐」料理レシピをさらに追加して紹介！

③　散歩ができない人のための、家の中でできるもっと簡単エクササイズを紹介！

④　太らないスイーツや、ダイエットの助っ人「作りおき料理」のレシピも紹介！

はじめに

いつの頃からか、絶えず私の耳元に聞こえてくるのは「ダイエットしなきゃあ……ダイエットしなきゃあ……」とまるで私を脅迫しているような自分自身の声でした。

その声に導かれるように、新しいダイエット法が流行するたび、すがるような気持ちで忠実に実行してきた私でしたが、何をやっても失敗の連続……。

私がダイエットできる日は永遠に来ないのだ……とあきらめかけていた頃、

あることをしたとたんに、

12キロの体重減、

10%の体脂肪率減が、

気が抜けるほど簡単にできてしまいました。

あれが、ちょうど5年前のことです。
以来、あのうっとうしい声から完全に解放され、
一度のリバウンドもなく、
毎日お腹《なか》いっぱい食べて幸せに暮らしています。
その「あること」とは、前作『確実に痩せてリバウンドしない　晩ごはんダイエット』(幻冬舎文庫。以下略して『晩ごはんダイエット』)に詳しく書かせていただきましたが、要は、晩ごはんを軽くすれば、翌朝、お腹が空《す》いて目覚め、お腹が空いた状態で目覚めれば、体重はわずかながら前の日より減っているはずなので、これを繰り返すうちにダイエットできてしまう——、というシンプルな方法です。

ただし、それにはコツが1つあります。

晩ごはんを軽くする、といっても、これまで食べていたのと同じ内容の晩ごはんを半分だけ食べる、というようなやり方ではだめなのです。

これでもカロリーは半減するので、一時的には痩《や》せるかもしれませんが、2つの

理由でだめなのです。

1つ目の理由は、この方法では、栄養のバランスが悪くなって肌荒れや体調不良を引き起こすからです。

2つ目の理由は、この方法では、食べた後、満腹にならず、空腹感に悩まされるので、絶対に長続きしないからです。

では『晩ごはんダイエット』でおすすめしている晩ごはんの食べ方なら、満腹感があるの？　と聞かれれば、私は自信を持って「はい！」とお答えできます。

軽い晩ごはんなのに、お腹がいっぱいになるのです！　だから、食いしん坊の私でも長続きし、気がついたら12キロも痩せていたというわけなのです。

その、満腹できる軽い晩ごはんの食べ方にはいろいろあるのですが、
基本は、豆腐を食べること。

豆腐が、栄養豊富でおいしい、素晴らしい食べ物である、ということは皆さんよくご存知だと思います。

さらにそこから一歩進んで、ダイエットという視点で考えると、これほどダイエ

ットに役立ってくれる食品はないのです。アメリカのクリントン前大統領もダイエットのためにこっそり豆腐を愛用していた、という情報があるくらいなのですから。

『晩ごはんダイエット』には、豆腐の他にもう1つの基本があります。

それは、散歩です。

速足で、力強く30分くらい散歩するのです。もちろん毎日でなくてもかまいません。普通の生活をしていれば、知らず知らずのうちに、一日で6000歩くらいは歩いているものです。この6000歩のうちの半分くらいを、意識して少しパワーアップすれば、散歩できない日のカバーができます。ちょっとしたアイデアでできるパワーアップの方法は、本書Part6で詳しくお話しさせていただきますが……。

豆腐と散歩！

たったこれだけのことで、私は、長い間、どうしてもできなかった念願のダイエットをらくらく達成することができたのです。

豆腐は、いろいろな食べ方ができて、値段も安い！　しかもどこにでも売っているし、いつでも手に入ります。
散歩は、気持ちがいいし、お金もかからない！　しかも地面のあるところならどこでもできるので気軽です。
これまでの5年間、
この2つを生活にきちんと取り入れることで、
リバウンドもなしに
42キロ台の体重、
18％前後の体脂肪率をキープしてきたのです。

ところが、最近になって、また別の「あること」に気がついてしまいました。

それは、私が最近、ひどい手抜きをしている！　ということです。

毎日、きちんと豆腐を食べてください、と人にはすすめておきながら、自分自身は豆腐を食べていない日があるのです。

週に3回は、速足で散歩をしてください、と人にすすめておきながら、自分自身はさぼっているのです。
けれど、ちっとも太らないのです。これだけ手抜きをしているというのに……。
もちろん、豆腐を食べないからといって『晩ごはんダイエット』の基本を無視しているわけではありません。
自分に都合よく言うならば、基本の範囲をもっと大きくして、
豆腐だけでなく、
あれやこれやと晩ごはんに取り入れ、
もっとバラエティのある、
もっと簡単な食べ方を発見した、
ということでしょうか？

毎日、豆腐ばかりじゃ飽きちゃう！　と音《ね》を上げている方。
豆腐以外に痩せる食べ物はないの？　と疑問を持たれている方。

せっかく痩せたけど、このままキープできるか心配！　と不安に思っている方。
どうぞ、ご安心ください。
本書で、１つずつお答えさせていただきます。
こんなに手を抜いても、
一度正しく健康的にダイエットした身体《からだ》は、
もうリバウンドすることはない、
という結果をご自分で確かめてください。
では、これからダイエットしようと思われている方にも、ダイエットをキープしたいと思われている方にも朗報となる手抜き方法の数々を、是非、お読みいただきたいと思います。

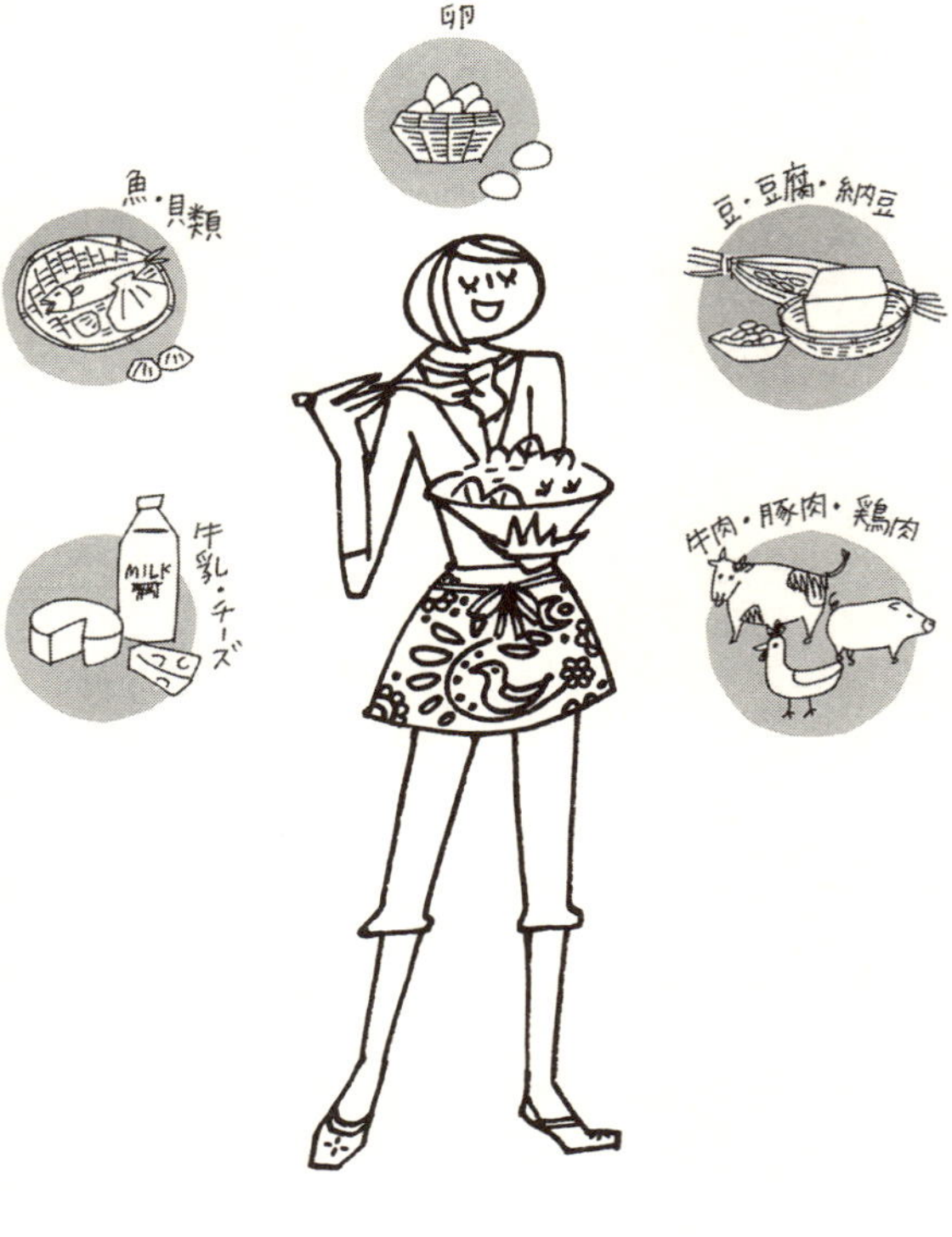
卵
魚・貝類
豆・豆腐・納豆
牛乳・チーズ
MILK
牛肉・豚肉・鶏肉

はじめに

Part 1

一度やったらやみつきになる魅惑の豆乳レシピ

きっかけは、飲み会前の1本の豆乳!? …… 24
豆乳で具だくさんみそ汁が作れる! …… 27
豆乳みそ汁
豆乳を使えば、ダイエットがもっと簡単になる! …… 30
豆乳で、あばら骨が浮き出すほどお腹がへこんだ! …… 32
豆乳は、大豆の濃さによって3種類 …… 34
大豆サポニンがダイエットの強力な味方だった …… 37
大豆ペプチドが基礎代謝量をアップしてくれる …… 39
豆乳フルーツジュース☆キウイ
温めた豆乳は、ダイエットの基本をらくらくクリアする …… 42
さっぱりした8%の無調整豆乳で、料理スタート! …… 44
驚いた! 豆乳にラー油を落とすと、豚骨スープと同じ味!! …… 46

豆乳のダイエット・チゲスープ
豆乳チゲスープのダイエット効果は証明された！……50
豆乳で、世界中のスープがおいしくできる!?……52
豆乳のクリームシチュー
これ以上、痩せたくないのに……!?……56
豆乳で、イタリアンに挑戦！……58
豆乳のイタリア風バジルスープ
ロシアのスープだって作れる……かも??……62
豆乳のボルシチ風スープ
豆乳と春雨で、おいしい豚骨ラーメンができた!?……66
豆乳の春雨豚骨風ラーメン
こんな低カロリーじゃ、翌朝、痩せないわけがない！……70
カレー味の豆乳スープもおいしくて簡単！……72
豆乳のチキンカレースープ
トムヤムクンだって、まろやかに仕上がります……76
豆乳のトムヤムクン風海老スープ

真逆の発想で、豆乳のすき焼きスープ！
豆乳のすき焼きスープ …… 79
もう1つ、真逆の発想で、豆乳の豚しゃぶスープを！
豆乳の豚しゃぶスープ …… 83
ベースを覚えれば簡単！　基本中の基本。和風豆乳スープの作り方
豆乳の和風ダイエットスープ …… 86

Part 2
レシピの前に〝目からウロコ〟の身体をつくる基本のお話

おにぎり2個だけの晩ごはんでは、かえって太る …… 92
大きく分けると、食べ物の役目は2つ …… 94
タンパク質を食べて、熟睡すれば、細胞は若返る …… 97
付録1●ダイエットにすぐ役立つ食材一覧 …… 102
見た目、リッチな晩ごはんを食べ続けると、必ず痩せます …… 139
低カロリーだから、お腹いっぱい食べても痩せるのは、自然の法則！ …… 141
食事の後3時間だけは、何も食べない習慣を！ …… 143

ダイエット途中の停滞期は「身体がちゃんと痩せていっている」証拠 …… 146

Part 3
明日、体重を量るのが楽しみになる! おいしい豆腐レシピ

豆腐のおいしさ、なつかしさ、ダイエット効果は、また格別! …… 152
朝、昼、食べすぎた日には、豆腐をごはん代わりにして解決! …… 154
ごはん代わりの豆腐レシピ 入門編 ☆ごはんを少し使って、豆腐の寿司レシピ3種☆ …… 157
豆腐のまぐろ漬けちらし/豆腐の海鮮ちらし/豆腐のいなり寿司
ごはん代わりの豆腐レシピ 応用編① ☆ごはんを使っても使わなくても、驚くほどおいしくできる丼もの4種☆ …… 162
豆腐の具だくさん親子丼/豆腐のノンフライカツ丼/豆腐の低カロリーカレー丼/豆腐のうなぎ丼/豆腐の天津丼
ごはん代わりの豆腐レシピ 応用編② ☆ごはんで作るより簡単にパラパラ感が出せる! チャーハン、ピラフなど5種☆ …… 167

豆腐のチャーハン／豆腐の海老ピラフ／豆腐のかにピラフ／豆腐のドライカレー／豆腐のオムライス

ごはん代わりの豆腐レシピ　応用編③　☆豆腐で作ればダイエットパワーがぐんとアップ！　鶏雑炊など5種☆ …… 173

豆腐の鶏雑炊／豆腐のきのこ雑炊／豆腐の月見とろろ昆布雑炊／豆腐のシーフード雑炊／豆腐の山菜雑炊

ごはん代わりの豆腐レシピ　応用編④　☆鍋物は日本の伝統的なダイエットメニュー。豆腐メインのキムチ鍋など3種☆ …… 179

豆腐のキムチ鍋／豆腐たっぷり、たらの豆乳鍋／豆腐たっぷり、豚しゃぶ豆乳鍋

初心者は、まずここからスタート！　究極メニュー　☆とろふわ豆腐☆ …… 184

とろふわ豆腐

『晩ごはんダイエット』8つのポイント …… 187

Part 4

低カロリーなのに大満足！　ダイエット用甘いものレシピ

スイーツなしでは1日も生きられない！……194
水分の多いスイーツなら、ダイエット中でも大丈夫！……196
果物には、アンチエイジングの成分がいっぱい……198
太らない、簡単手作りスイーツのコツは、5つです……202
超クリーミー豆腐のきなこ黒蜜《くろみつ》／超クリーミー豆腐のすりごま黒糖ソース／超クリーミー豆腐のココアソース／超クリーミー豆腐の抹茶ソース／超クリーミー豆腐の杏ジャムソース／超クリーミー豆腐のプラムワインソース／生麩のぜんざい／カロリーカットのつぶあん（作りおき用）／生麩の磯辺焼き／生麩のみたらし／生麩のきなこ黒蜜かけ／豆腐入り白玉冷やしぜんざい／カロリーカットの簡単カスタードクリーム／カロリーカットのティラミス／豆腐入り白玉のカスタードクリームのせ／生麩のカスタードクリームのせ／冷やしカスタードクリームぜんざい／かぼちゃの

蒸し煮／さつまいもの蒸し煮／りんごとさつまいものレーズン煮
間食として食べても大丈夫な市販のスイーツ……233
付録2●ダイエット中、食べても大丈夫なスイーツ、ダメなスイーツ……235

Part 5 ダイエットに最適な簡単作りおきメニューとレシピ

栄養のあるものを少しずつ食べることが、ダイエット最速の道……。だけれど……242
1つの食材に3つの味つけをするのが作りおきのコツ……245
かぼちゃの作りおき／きくらげの作りおき／やまいもの作りおき／卵の作りおき／れんこんの作りおき／その他の作りおき（高野豆腐の作りおき／こんにゃくの作りおき／干ししいたけの作りおき／にんじんの作りおき／かぶの作りおき）

Part 6 食事とあわせて効果を確実にする! らくらく運動レシピ

1日おき、30分の速足散歩で、運動不足にさようなら!! …… 270
速足で散歩できる場所や時間がない時は? …… 273
テレビを見る時、立ち見席で、運動不足解消! …… 275
スクワットしながらテレビを見ると、基礎代謝量がアップ …… 278
本を読みながらできる、確実な腹筋運動 …… 282
家の中では、ももを上げて歩く「兵隊さん歩き」を! …… 285
スーパーの階段では、1段飛ばしで、三段腹飛ばし! …… 288
階段の後ろ向き歩きは、前向きの2倍の消費エネルギー …… 290
ストレッチの決定版は、片手バンザイ! …… 292
片手バンザイ/足の指隠し/くっつきイス

あとがき …… 300

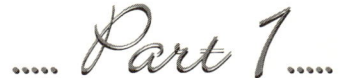

Part 1

世紀の大発見!?
豆腐よりももっと簡単&もっと効果テキメンな
ダイエットがあった!!

一度やったらやみつきになる
魅惑の豆乳レシピ

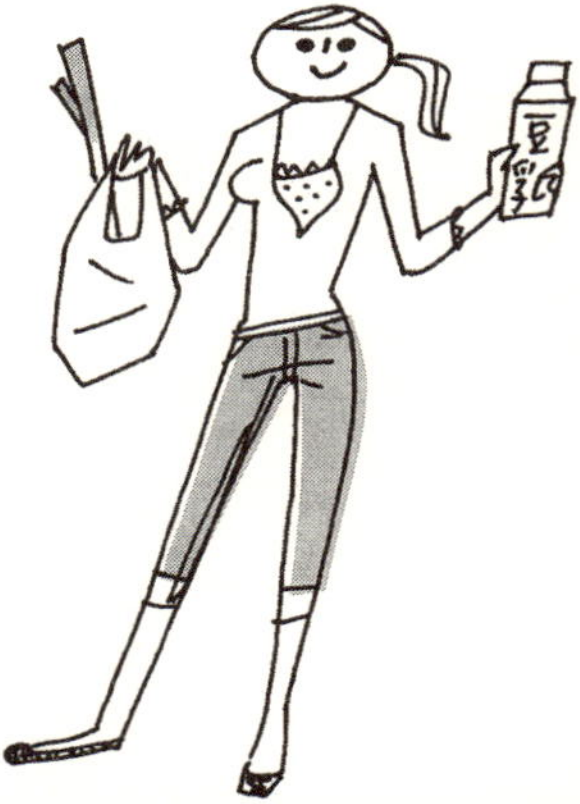

きつかけは、飲み会前の1本の豆乳!?

晩ごはんで、必ず豆腐を食べること……。
私が簡単に、体重を12キロ落とした方法は、
たったこれだけがコツでした。

豆腐入り肉じゃが、豆腐入りハンバーグ、豆腐入りちらし寿司、豆腐照り焼きステーキ、豆腐の蒲焼《かばや》き……何でもかんでも料理には豆腐を入れて食べました。

のちほど、豆腐をうまく取り入れる料理の仕方については、詳しく説明したいと思いますが、おなじみの料理においしく豆腐をもぐり込ませるのは、それはそれでとても楽しい作業なのです。

ところがある日、豆腐を買い忘れてしまいました。

てっきり冷蔵庫に入っていると思っていたので、その日は買わずに帰ってきてしまったのを、晩ごはんを用意する時になって初めて気づきました。

一晩くらい豆腐を食べなくても、別にどうということもないのですが、毎晩食べ続けているので、なんだか落ち着きません。

近くのコンビニに買いに行こうかなあ、と思ったりもしましたが、鍋がしゅーしゅー湯気を立てているので、その場を離れられないし……。

もう一度、冷蔵庫に顔を突っ込んでみましたが、やはり、豆腐はなし。

小さな紙パック入り豆乳なら、3本あります。

なぜ、小さな紙パック入り豆乳が何本も買ってあるかというと、大酒飲みの夫のためなのです。もともとお酒が大好きなところに持ってきて、勤め先がテレビ局。仕事上、お酒を飲む機会も多いのですが、仕事以外にも何かと理由を見つけては、仲間と飲んでいます。

若い頃には、どんな暴飲暴食もはねのけていた体力も、年齢とともにがたんがたんと降下し、近頃は、二日酔いや胃もたれに悩まされるようになってきたようです。

そんな夫に救いの手を差し伸べたのが、豆乳なのです。

よく、お酒を飲む前に牛乳を飲んでおくと悪酔いしない、といわれます。でも、夫は牛乳を飲むとお腹をこわすタイプなので、それはできません。

そこで、私は「なら、牛乳の代わりに豆乳を飲んでみれば？」とすすめたところ、これがばっちり効いたらしく、その夜の悪酔いまったくなし。次の朝の胃もたれもまったくなし、の完璧な体調で元気に会社に行ったのです。

これがやみつきになりました。その日以来、夫は、

お酒を飲む前に、ちょこっとコンビニに寄って、
小さな豆乳パックをすばやく飲んでから
お酒の席に行くようになったのです。

「豆乳のおかげで、いくらでも酒が飲めるようになったよ」

と夫は喜んでいます。よく考えると、だからといっていくらでもお酒を飲んでいいものかしら？　と私は時々不安になりますが……。

最近では、家でお酒を飲む時にも、先に豆乳を飲むようになったので、我が家の冷蔵庫には、いつも小さな紙パック入り豆乳があるというわけなのです。

豆乳で具だくさんみそ汁が作れる！

その小さな豆乳を手に、私はしばし考えました。

今日は、豆腐、長いも、きのこ、わかめを入れた具だくさんみそ汁を作ろうと思っていたのに、肝心の豆腐がない……。そして、あるのは豆乳……。

その時、私の頭に素晴らしいアイデアがひらめきました。

豆乳で、具だくさんみそ汁が作れる!!

私の頭に浮かんだイメージで作れば、普通のみそ汁よりずっと簡単だけど、もしかしたらずっとおいしいみそ汁ができそうな気がします。

とりあえず私の分だけ1人前作ってみることにしました。

豆乳みそ汁（1人前）

【材料】豆乳200ミリリットル（小さな紙パック1本分）、長いも適量、しめじ適量、えのきたけ少々、カットわかめ少々、かつおだしの素小さじ1、みそ小さじ1、ねぎ少々、七味唐辛子少々

①小さな丼《どんぶり》くらいの耐熱容器に、豆乳を入れます。
②その豆乳の中に、皮をむいてキャラメルくらいの大きさに切った長いも3個、4〜5本のしめじ、2センチくらいにカットしたえのきたけを入れます。
③それを電子レンジに入れて2分半加熱。
④温まったら、カットわかめと、かつおだしの素を入れてかき混ぜます。
⑤さらに、みそを2本のスプーンで上手に溶きながら、豆乳に加えます。
⑥みそ汁の香りがしてきたところに、ねぎのみじん切りを散らし、最後に豆乳の豆臭さを消すため、七味唐辛子をパラリとかけます。

なんと普通のみそ汁と逆の発想で……つまり、みそ汁の中に豆腐を入れるのではなくて、豆乳の中にみそを入れたみそ汁が、かぐわしい香りとともにおいしそうにできあがりました。

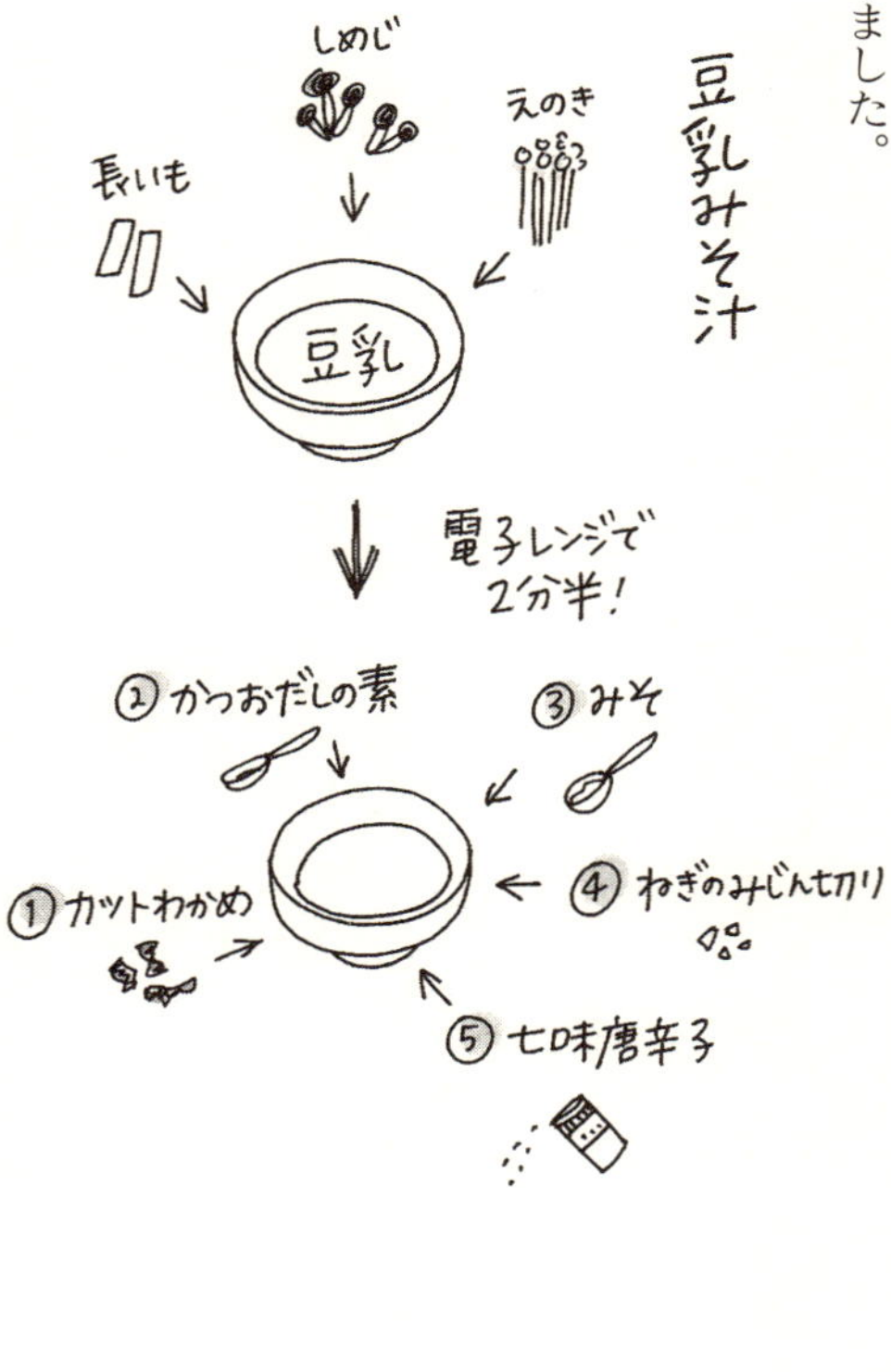

豆乳を使えば、ダイエットがもっと簡単になる！

顔を近づけると、色はみそ汁色ではなく白っぽいのですが、香りはみそ汁そのもの。かつおの風味もねぎの香りもきいていて、とりあえず、見た目、香りの2点では合格です。

どきどきしながら、口をつけてみます……。

う！　いけます！　ちゃんとみそ汁の味が……！（当たり前ですか？）

さらに、普通のみそ汁より、ぐっとマイルドです。温めると、豆乳ってクリーミーになるみたいです。

なんだか、とろっとしてて、すごくおいしい！

今度は、具を口に入れてみます。

長いもは……ほどよく火が通っていてこりこりしています。

しめじ、えのきたけも……ちゃんとしんなりしています。両方ともきのこ独特のぬめりが出ています。

わかめは……これは、どんな状態でもちゃんともどる「ふえるわかめちゃん」を使ったので心配いらず、です。

そして、出色なのが、七味唐辛子の刺激！

これがきいているから、豆乳臭さが全然感じられないようなのです。

とにかく、おいしい上に、作り方が簡単。

さらに、みそ汁を飲むより塩分が少なく、身体によさそう、

という感じがします。

しかも、本体がクリーミーな豆乳１００％なので、

こってりしていて満腹感がすごいのです。

具がたくさん入っているからかもしれませんが、この豆乳みそ汁をふーふー言いながら飲み終わった時には、他に何も食べたくないほど、満腹になってしまいました。

これでカロリーは、160キロカロリー程度。

……こんなんじゃ、カロリー不足になってしまう、とうれしい悲鳴を上げたくなってしまいます。

とにかく、あらゆる意味で、すごく気に入ってしまいました。

しめしめ！　豆乳を使えば、ダイエットがもっと簡単になりそう……私の頭がくるくる働いて、悪だくみを始めたのを、ハッキリ感じました。

偶然というか、けがの功名というか、

この豆乳みそ汁を作って飲んだ日を境に、
私のダイエット手抜き料理作りが始まったのです。

「豆乳で、あばら骨が浮き出すほど
お腹がへこんだ！」

生まれて初めて、クリームスープのような白いみそ汁を飲んだ日の翌朝、私のお腹はげっそりしていました。体重を量ると、なんと、

前日より500グラム減っています！

昨晩、豆乳みそ汁を飲んだ後に、「満腹だけど、これじゃあカロリーが足りない」と思って、作りおきのかぼちゃ、ささみのしそ巻き焼き鳥、煮卵、にんじんのピクルス、とろろ昆布で巻いた小ぶりのおにぎりなどいろいろ食べました。

でも、これらのものはさっさと消化、吸収されてしまったらしく、翌朝は、お腹がぺこんとへこんで、胸の下のあばら骨が浮き出していました（口では困ったようなことを言いながら、ちょっと自慢してますね。すみません！）。

こういう素晴らしい結果を手にしたからには、もう黙っていられません。

豆乳の研究、そしてダイエット効果の実験、さらに、おいしい豆乳レシピの開発など、やることが山のようにできてしまいました。

たった一回豆乳を料理して、次の日、体重が減っていたからって、大騒ぎしすぎる！　と思われるかもしれませんが、私は、ピンときてしまったのです。

豆乳をいろいろ利用すれば、

豆腐よりもっと簡単にダイエットできそうだと……。

だからといって毎晩、豆乳にする必要はないのです。豆腐にしたり、豆乳にしたりは、その日の気分、状況で決めればいいのです。

ダイエットに役立つ食材やメニューは、

多ければ多いほど、

飽きずに毎日食べ続けられるというものです。

だから、誰が何と言おうと、しばらくは、豆乳のダイエットレシピの開発に魂を込めようと思います。

豆乳は、大豆の濃さによって3種類

レシピを考える前に、まず豆乳を研究します。

一口に豆乳といっても、スーパーの棚には、なんだかいろいろな種類のものが並んでいて、どれを買えばいいのかちょっと迷ってしまいます。

ダイエットしようと思っているのに、カロリーの高い豆乳を買ってきて、失敗するのもいやです。

でも、棚をよーく見ると、豆乳には、3種類しかありません。

1．豆乳

2．調整豆乳

3．豆乳飲料

の3種類です。

このうち、1の豆乳には、たいてい「成分無調整」とか「無調整」と書いてあります。

一体、何を基準にして3種類に分けているのか見てみました。よく見ると、中に大豆固形分がどのくらい含まれているか、という数値が基準になっているようです。

1の豆乳は、大豆固形分が8％以上。つまり、濃いめの豆乳です。しかも、無調整というくらいですから、特別な味や香りや栄養の添加をしていない、大豆と水だけが原料の豆乳です。にがりを加えると、豆腐になる豆乳（大豆固形分が10％以上の場合）という言い方もできます。

2の調整豆乳は、大豆固形分が6％以上。つまり、やや薄い豆乳です。特徴は、そのままでも飲みやすいように、砂糖や食塩を加えてあったり、食物繊維、ビタミン類などの栄養を添加してあったりします。

3の豆乳飲料は、さらに飲みやすくするため、果汁やココア、コーヒーなどの味、香りを添加してあります。果汁入りの場合は、大豆固形分が2％以上。その他は、4％以上ですから、かなり薄い豆乳といえますが、味がついているのでおいしいです。

さて、この3種類の豆乳、カロリー的にはどうなのでしょう？

濃さからいえば、無調整豆乳のカロリーが一番高そうですが、実際には、調整豆乳や豆乳飲料のほうが、砂糖やココアなどが加えられている分、カロリーが高いこともあります。
でも、たいした違いはないので、そのまま飲む場合はどれでもいいと思いますが、
料理に利用するなら、
純粋な無調整の豆乳を使います。

大豆サポニンがダイエットの強力な味方だった

豆乳みそ汁を食べた翌朝、目立つほどお腹がへこみ、体重が500グラムも減ったことはお知らせしました。

なんで、こんなに体重が減ったのかしら？　追求しないわけにはいきません。

調べてみたら、いろいろわかりました！　豆乳の持つ強烈なダイエット力が……。

これは、テレビの健康番組でも放送されたそうですが、

豆乳には、
ダイエットを強力にサポートしてくれる成分が
2種類入っているのです。

その1つが、**「大豆サポニン」**という成分です。

食べたものは、腸から吸収されて、身体のさまざまな細胞に栄養素として届けられますが、余分に食べた分は体脂肪となって蓄積されてしまいます。

ということは、もし、食べたもの全部が腸から吸収されず、身体に必要な分だけ吸収されてくれれば、体脂肪として蓄積されることはないので、少々食べすぎたとしてもダイエットできる、ということになります。

どうやら、こんな場面で大事な役目をしてくれるのが、大豆サポニンらしいのです。

つまり、大豆サポニンを食事でとると、一緒に食べたもののうち余分なものが吸収されなかったり、吸収されるとしてもスピードが遅いので、体脂肪として蓄積される危険が少なくなるようなのです。
大豆サポニンが豊富に入っているのが、豆乳です。もちろん、豆腐も同じですが……。
もともと大豆サポニンといえば、肌を若返らせてくれる成分として知られています。

体内の老化物質を身体の外に追い出してくれるからです。ダイエット効果の他に、美肌にも役立つのですから、大豆サポニンには大感謝です。

大豆ペプチドが基礎代謝量をアップしてくれる

以前「**大豆ペプチド**」という言葉が流行しました。

大豆ペプチドをとれば、ダイエットできる……とよく聞いたものです。ダイエットに効くのなら、すぐにでもとりたい、と思いましたが、一体、大豆ペプチド、ってどういうものなのか、さっぱりわかりませんでした。

結局、大豆ペプチド入り飲料として飲んだ覚えがあります。

この、「大豆ペプチド」という成分、今回じっくり理解に努めたところ、よくわかりました！ ダイエットに効く、という意味が……。

大豆ペプチドとは、タンパク質が細かく分解されたもの、です。もっと細かくなると、アミノ酸になります。

この大豆ペプチドが、なぜダイエットに効果的なのかというと、身体の中で、基礎代謝量を上げてくれる力を持ち、結果として体脂肪がたまるのを予防してくれるからなのです。

ダイエットに詳しい人なら、基礎代謝量さえ上がれば、体重が減りやすくなる、ということをよくご存知だと思います。

豆乳を飲むと、身体の中でタンパク質が、大豆ペプチドに変化します。

その大豆ペプチドが、
基礎代謝量を上げて、
痩せやすい身体をつくってくれるらしいのです。

身体の中でタンパク質が大豆ペプチドに変化するのは、豆腐の場合も、豆乳と同じです。だけれど、豆腐はにがりを使ってタンパク質をつなげてあるので、成分が吸収されにくいようなのです。

そう考えると、ダイエット効果の点でいえば、豆腐より豆乳のほうが即効性があるといえるかもしれません。

ところで、豆乳とキウイ、パパイヤ、生のパイナップルなどの果物を一緒に混ぜてジュースにして飲むと、大豆ペプチドの効果はさらに上がり、ダイエット効果が強力になるといわれています。作り方は簡単なので、ここではキウイを使った場合で紹介しましょう。

豆乳フルーツジュース☆キウイ（1人前）

【材料】無調整豆乳100ミリリットル、キウイ小1個、蜂蜜《はちみつ》少々

①豆乳に皮をむいたキウイ、蜂蜜を加えてミキサーにかけてジュースを作ります。
②できたジュースを30分そのままにしておき、飲みます。

食事の30分前にこのジュースを飲むと、大豆ペプチドの効果がより強く発揮されます。

温めた豆乳は、ダイエットの基本をらくらくクリアする

豆乳を飲めばダイエットに効果的！　という確実な根拠は、その腹持ちのよさにもあると思います。

豆乳みそ汁を作った時に強く印象に残ったのですが、
豆乳を温めて飲むと、
冷たいまま飲むよりも、
ぐっとクリーミーさが増すとともに、
腹持ちがぐんとよくなったのです。

理由の1つ目は、温かいものだから、ググーッと一気に飲む、というわけにいかず、ゆっくり時間をかけて飲むからです。

この、ゆっくり飲む、ということが、満腹感を誘うのです。

理由の2つ目ですが、温めた豆乳はクリーミーさが増し、胃に届いた後、こってりしているものだから、次に腸にいくまでに時間がかかるのだと思います。

胃の中に食べ物が長くあると、空腹感は癒《いや》され、食べ物を次々口に入れようとする気が起こらなくなります。そうやって、

ゆっくり食べているうちに
20分ほど経《た》てば、もうこっちのもの！

満腹中枢が刺激されて、お腹がいっぱいになった、という情報が脳に送られます。その情報を受けて、脳は、それ以上食べるのをやめるよう、命令を出すのです。つまり、クリーミーで温かい豆乳を飲むのは、ダイエット達成の基本である『ゆっくり食べて、満腹中枢を刺激する』という方法を実践していることになるのです。温かい豆乳が、どれだけの満腹感と、おいしさの充実感を与えてくれるか……。私が口を酸っぱくして言うよりも、是非、実際に試してみていただきたいと思います。

さっぱりした8％の無調整豆乳で、料理スタート！

豆乳が、豆腐よりもさらにダイエット効果が速いということがよくわかりました。そうとわかれば、毎日、毎食ごとにでも食べて、ますます健康的にダイエットししたいところです。

とはいうものの、今のところ、オリジナルな豆乳レシピは、豆乳みそ汁一品だけ。料理の本を見ると、豆乳で作るグラタンとかクリームシチューとかいろいろ紹介されています。どれもおいしそうだけど、ちょっと手間がかかりそうです。

私は、面倒くさくなくて、おいしくて、おまけにダイエット効果ばつぐん！　という欲張りな豆乳レシピが作りたいのです。

とにかく、挑戦です。

豆乳は、数ある種類のうち、成分無調整の8％のものを買ってきてあります。成分無調整の豆乳には、私が見た限り、8％のものから12％のものまでありました。

8％の豆乳は、さらっとしていますが、甘みなどが一切ないので、ドリンクとして飲む時には、オリゴ糖や蜂蜜などを加えるとおいしく飲めます。

10％の豆乳になると、こってりして、豆の香りも少し強くなります。

12％の豆乳は、豆腐を水で溶いたもの、という感じです。クリーミーを越えて、どろりとした食感です。甘みを加えても、ドリンクとして飲むのは、ちょっときついかもしれません。温めると、表面にすぐ湯葉ができてしまうほど濃厚です。

それぞれに、よい部分と扱いにくい部分がありますが、私はとりあえず、さっぱりした8％の豆乳を使うことにし、割安な1リットルの紙パック入り（260円前後）を買ってきました。

驚いた！ 豆乳にラー油を落とすと、豚骨スープと同じ味!!

冷蔵庫の中を見回すと、キムチの残りが目に入りました。

私の頭の中で、明かりがポッとつきました。

韓国料理で、チゲ鍋、というのがあります。スープに、肉、もやし、大根、ねぎ、豆腐、キムチなどを入れて煮込む辛い鍋料理です。

辛みの元になっているカプサイシンがダイエットに役立つということは、すでによく知られています。

私は、ちゃっかり、チゲ鍋からヒントをもらい、豆乳とキムチで「豆乳のダイエット・チゲスープ」を作ってみることにしました。

RECIPE 豆乳のダイエット・チゲスープ（1人前）

【材料】豆乳200ミリリットル、キムチ大さじ山盛り1、ハム1枚、ねぎ少々、中華だしの素小さじ1、ごま（あれば切りごま）少々、ごま油1滴

①耐熱容器に豆乳と刻んだハムを入れ、電子レンジで2分加熱します。

②温まったら、中華だしの素を入れて混ぜ、キムチを加えます。

③みじん切りにしたねぎをトッピングし、切りごま（なければ、普通のごまを包丁で軽く切ったもの。こうすれば、ごまの栄養が吸収されやすくなる）をふりかけ、最後にごま油をたらしてできあがり。

④すごく熱いスープがお好きな方は、最後に30秒くらい電子レンジで再加熱してください。

できあがりは、豆乳の白色がところどころ赤く染まって、見た目はラー油をたっぷりたらした豚骨スープのようです。

ごま油の香りがぷーんとただよってくるのも、ますます豚骨スープを思い出させます。

さて、肝心のお味は……？

キャ、辛い！　でも、おいしい！

ほどよい熱さなので、舌を焼くような辛さではありませんが、辛いのが大好きな私は、大満足です。ハムと中華だしの素がマイルドな味つけをしてくれ、辛いだけではない、ちょっと複雑なおいしさがあります。

ふーふー言いながら、スープの中からキムチをすくい出して食べると、歯ごたえがしっかりしていて、これがまた、おいしい！

スパイシーな味や、辛いものが苦手な人には不向きかもしれませんが、エスニック料理ファンには絶対におすすめです。

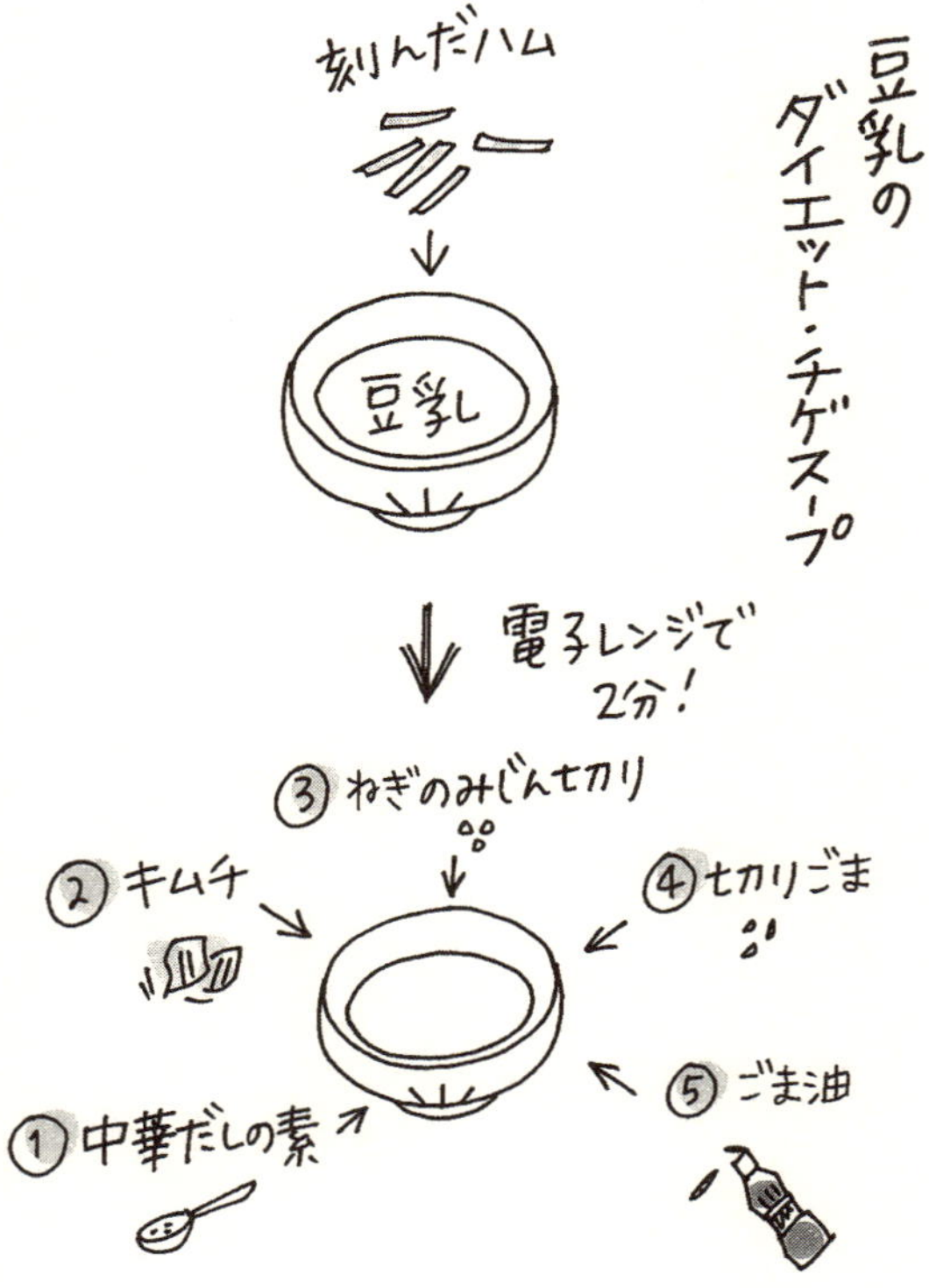
豆乳のダイエット・チゲスープ
刻んだハム
豆乳
電子レンジで2分！
③ねぎのみじん切り
②キムチ
④切りごま
⑤ごま油
①中華だしの素

豆乳チゲスープのダイエット効果は証明された！

豆乳のダイエット・チゲスープには、トマトサラダなどの生野菜、卵料理、じゃがいもをボイルしてスライスし、塩、こしょうで味をつけて、上に生チーズをのせトースターで焼いたポテトのチーズ焼き、のようなメニューがよく合うと思います。ただし、そんなにたくさん食べられたら、の話ですが……。

私は、一応、豆乳のダイエット・チゲスープと一緒に、ごはん、トマトサラダ、だし巻き卵、ポテトのチーズ焼きを作って食べました（スープでお腹がいっぱいになったので、ほとんど残ってしまいましたが……）。

翌朝。

太っているかもしれない、という心配なんて全然せずに体重計にのってみると、思ったとおり、体重は減っていました。

前の日より200グラム減でした。

苦しいほど食べた割には、ちゃんと減っているから不思議な気もします。

おそらく、キムチのカプサイシンが効いて、体脂肪の燃焼効果が出たのでしょう。

痩せた原因は、カプサイシン以外にもあります。

実は、昨晩の晩ごはんには、苦しいほど食べても、太る原因になる食材が使われていなかったのです。

太る原因になる食材があるとすれば、ごはんとポテトとチーズですが、食べたのは、ほんのちょっとですから、それくらいでは太りません。

そんなにうまく痩せられるの？　苦しくなるほど食べたのに？　と思われる方は、一度、豆乳のダイエット・チゲスープを作って食べてみてください。

カロリーが200キロカロリーくらいしかないスープで、
どんなにお腹がいっぱいになるかがわかりますから……。

豆乳で、世界中のスープがおいしくできる!?

豆乳を使って、日本のみそ汁と韓国のチゲスープがおいしくできました。

ということは、豆乳を使えば、世界中のスープができるかもしれない!

……と一気に飛躍するところが私の悪い癖なのです……が、ホントにできるかもしれません。

日本の味には、かつおだしを使いました。

韓国の味には、中華だしの素を使いました。

では、フランスの味には、コンソメを使うといいんじゃないかしら?

そこで、クリームシチューに挑戦です。

豆乳のクリームシチュー(1人前)

【材料】豆乳200ミリリットル、ハム1枚、じゃがいも中1/4個、にんじん中1/4本、たまねぎ中1/4個、粉末のコンソメ小さじ1、バター小さじ1（4グラム）、塩・こしょう（できれば、ミルでひく粗びき白こしょう）各適量

①じゃがいも、にんじん、たまねぎを小さめに切って鍋に入れ、ひたひたの水と塩を少し入れ、ふたをしてボイルします。
②①が柔らかく煮えそうになったら、耐熱容器に豆乳と刻んだハムを入れ、電子レンジで2分加熱。
③温まったら、粉末のコンソメを入れ、よくかき混ぜます。
④そこに、煮えたじゃがいも、にんじん、たまねぎを移します。この時、ゆで汁が豆乳の中に入らないように注意します。網じゃくしですくうとうまくいきます。
⑤全体の味をみて、塩を足します。
⑥粗びき白こしょうをたっぷりふりかけ、最後にバターを落とします。

できあがりました。

顔をくっつけると、色、形、香りともに、ちゃんとクリームシチューになっています。

動物性脂肪である禁断のバターを使ってしまいましたが、たったの4グラム。カロリーにして29キロカロリーです。このくらいは、許されますからご安心を！

さて、お味は……。

うん、うん、おいしい……！

ホントに不思議なくらい、豆乳がこってりしたいい味を出しています。予想どおりの、なめらかさとまろやかさ、です。

じゃがいも、にんじん、たまねぎの3点セットがクリームシチューお約束の味に仕上げてくれているのもうれしいかぎりです。

そして、決め手は、なんといっても、こしょうとバター！

この2つがリッチさを演出してくれるので、これが豆乳で作ったものとは思えない仕上がりです。

満足、満足。フランス料理風だってできちゃいました。

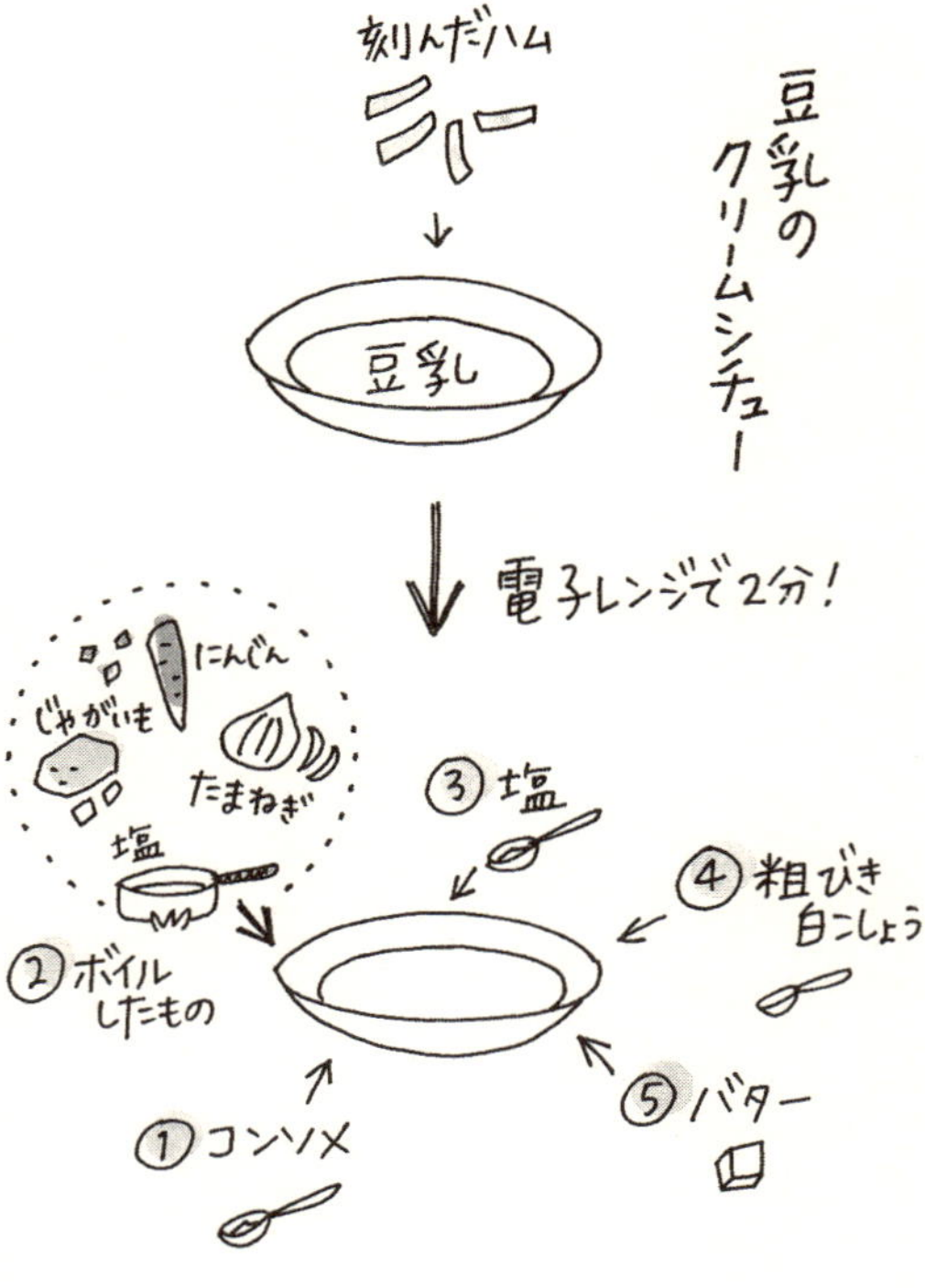

これ以上、痩せたくないのに……!?

豆乳のクリームシチューを食べた翌朝の体重をご報告しますと……。

晩ごはんの時には、原則として、他のメニューを食べる前に、豆乳で作ったスープを全部たいらげてしまうものですから、スープが終わると、ふーっと一息つきたくなるほど、満腹になってしまいます。

その晩も、さけのピカタ、アスパラのサラダ、黒豆の含め煮、セロリのピクルス、ロールパンを一応用意しましたが、とても、食べきれるものではありませんでした。

豆乳のクリームシチューのカロリーが、
200キロカロリー前後。

その後、さけやアスパラなどをいただいたとしても、全体で500キロカロリーいくかどうか……のローカロリーメニューです。

カロリーは低いけれど、脂肪たっぷりのこってりした料理を食べているような気にさせてくれるのが、豆乳スープのよいところです。

この、こってりした満足感があるからこそ、ダイエットがらくらくできてしまうのです。

だから、豆乳で作ったスープを晩ごはんで食べている限り、翌朝、体重が増えていたらどうしよう、という心配はする必要がありません。

その朝も、予想どおり、体重は全然増えていませんでした。というより、前の日より150グラム減っていました。

ちょっといやみになりますが、私は42キロ台の体重がベストなので、もうそろそろ、晩ごはんで豆乳スープを飲むのを中止しないと、どこまでも体重が落ちてしまいそうです（ホントにいやみですね。でも、これは真実です）。

ここからは、私が豆乳相手にいろいろ工夫したレシピを、ずらーっと書いていきます。

どれもこれも、カロリーは200キロカロリーを超えることはありませんので、晩ごはんの時、一番先に、ゆっくり食べてみてください。

そう！

晩ごはんの一番最初に、

豆乳スープをいただくのが、

ダイエットを成功させる大事なコツです！

気持ちのよい満腹感を味わえて、翌朝、体重が減り、体脂肪率も減るといううれしい結果が待っています。

豆乳で、イタリアンに挑戦！

次は、調子に乗ってイタリア料理に挑戦です。

イタリア料理の特徴といえば……私が思いつくのは、オリーブオイル、チーズ、にんにく、ピザ、パスタ、バジル、ドライトマト、アンチョビ……。

お粗末な想像力ですが、もっとお粗末なのは、この中で我が家にあるのは、オリーブオイルとにんにく、チーズ、それにバジルをつぶして作ったバジルソース（ジェノベーゼと同じです）の瓶詰くらいです。

これで、なんとかイタリア風の豆乳スープはできないものか、と頭をフル回転させました（こういう時間って楽しいですね。皆さんも、ありものを使って考えてみてください。きっと、私より上手に、おいしいレシピができあがります）。

豆乳のイタリア風バジルスープ（1人前）

【材料】豆乳200ミリリットル、にんにく1/2片、たまねぎ中1/4個、バジルソース小さじ1、粉末のコンソメ小さじ半分、パルメザンチーズ（粉チーズ）少々、オリーブオイル少々、スライスアーモンド少々、塩・粗びき白こしょう各適量、お好みでタバスコソース適量

①フライパンに、オリーブオイルをたらし、みじん切りのにんにくを炒めます。

②にんにくに火が通ったら、スライスしたたまねぎを入れ、たまねぎがしんなりするまで炒めます。
③耐熱容器に豆乳を入れ、電子レンジで2分加熱しておきます。
④しんなりしたたまねぎに、バジルソースを加えて全体にからめ、火を止めます。
⑤温まった豆乳に、粉末のコンソメを入れてよく混ぜます。
⑥そこに、炒めたにんにく入りたまねぎを入れ、味をみて、塩、こしょうで調えます（多分、すでに充分の塩味がついています）。こしょうは、たっぷり。
⑦スライスアーモンド、パルメザンチーズをトッピングし、オリーブオイルを1滴たらしてできあがり。
⑧タバスコソース（お好みで）をたらすと、ぴりっとして、なおおいしいです。

食べてみると、最初バジルの香りがつんと鼻をついて、いきなりイタリアンの世界が広がります。やがて、にんにくとオリーブオイルの風味が、濃厚なスープとともに届く頃には、お洒落《しゃれ》なトラットリアで、コースのズッパをいただいているような錯覚が……。ものすごく大げさに言うと、そんな雰囲気のスープに仕上がっています。バジルとにんにく、オリーブオイルさえ欠かさなければ、豆乳でイタリアンができてしまうこと、これで、証明できました。

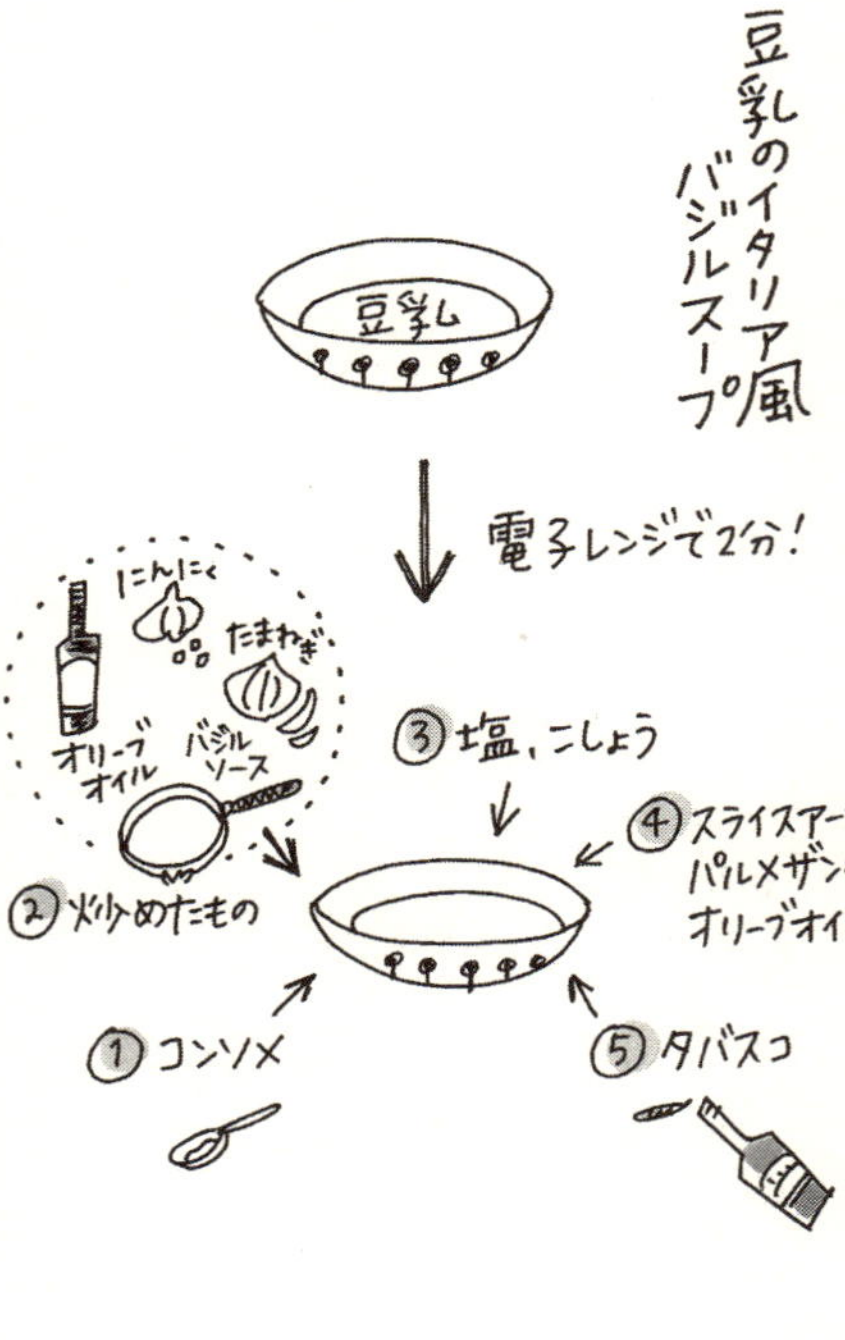

ロシアのスープだって作れる……かも??

ついでに、ロシア料理に挑戦！

ロシア料理！　と大きく出ましたが、私にはピロシキとボルシチくらいしか思い浮かびません。

この際、ボルシチに挑んでみようと思います。

ボルシチといえば、ビーツと呼ばれる赤いかぶを使いますが、普通の白いかぶで代用し、トマトジュースでボルシチの赤い色を出したいと思います。

RECIPE
豆乳のボルシチ風スープ（1人前）

【材料】豆乳100ミリリットル、豚肉の薄切り1枚（もも肉でもロース肉でもかまいませんが、なるべく脂身を除き赤身を使います）、にんにく1/2片、たまねぎ中1/4個、にんじん中1/4本、かぶ小1/4個、粉末のコンソメ小さじ1、トマトジュース100ミリリットル、サラダオイル少々、塩・粗びき黒こしょう各適量、あればパセリ少々

①たまねぎ、にんじん、かぶを小さめに切って鍋に入れ、ひたひたの水と塩を少し入れてボイルします。
②ボイルしている間に、フライパンを熱し、サラダオイルで、スライスしたにんにく、一口大にカットした豚肉を焼きます。
③耐熱容器に、豆乳とトマトジュースを入れて、電子レンジで2分加熱。
④温まったら、コンソメを入れてよく混ぜます。
⑤そこに、ボイルした野菜類をゆで汁が入らないよう網じゃくしですくって入れます。
⑥さらに、よく焼けたにんにくと豚肉を加え、全体の味をみて塩で調節します。
⑦粗びき黒こしょうを入れてできあがり。パセリなどのグリーンを散らせれば、彩りがきれいです。

ボルシチを食べたのは、何年も前なので味をよく覚えていないのですが、たしか酸味がきいていたと思います。そこで、私はビーツの赤色と酸味の味わいをまとめてトマトジュースを使ったわけですが……。

見た目は、赤みが勝ったピンクで、正直なところ、これまでの人生で見たことのないスープ……。ちょっと不安です。でも、カリッと焼いた豚肉とにんにくの香ばしい香りが、ピンクのスープを突き抜けてただよい、おいしさを予感させてくれます。

気を集中して試食します……。

充分、おいしいです！　いえ、すごくおいしいです！　トマトジュースが適度な酸味をプラスしてくれて、するするのどに入っていきます。

たくさん入っている野菜類の具が満腹感を誘い、たっぷりのこしょうは身体を芯《しん》から温めてくれます。寒い日に食べると特においしいかもしれません。

豚肉を焼く手間が、少し面倒くさいかもしれませんが、手間をかけただけの成果はありますので、是非、作ってみてください。

もっと酸味が欲しい方は、最後にプレーンヨーグルトをひとさじ落とすといいと思います。

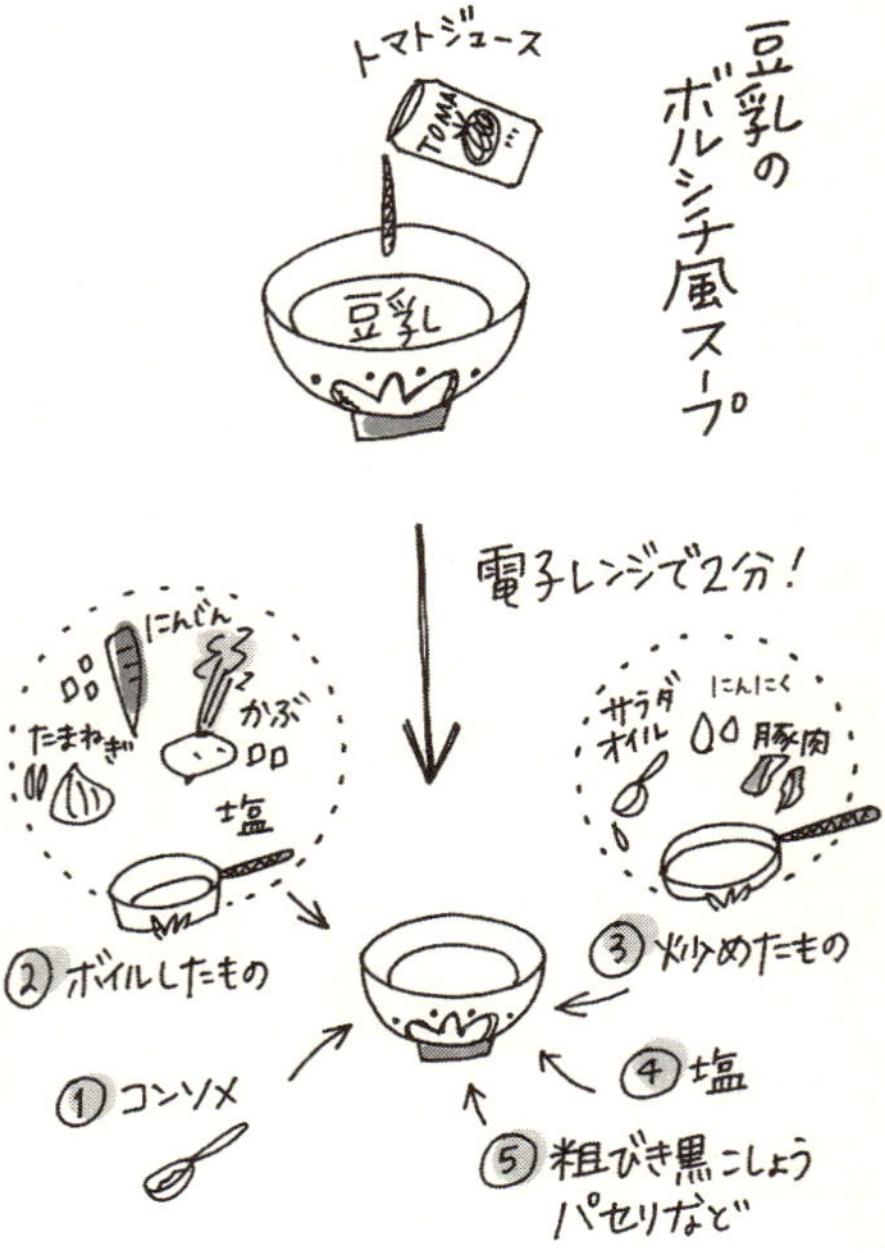

豆乳と春雨で、おいしい豚骨ラーメンができた!?

フランス、イタリア、ロシアとヨーロッパはほぼ制覇したことにして、次はアジアに目を向けたいと思います。

まずは、中国。春雨、もやし、焼き豚を使って、こってりした豚骨ラーメンはいかがでしょうか?

RECIPE

豆乳の春雨豚骨風ラーメン（1人前）

【材料】豆乳200ミリリットル、焼き豚かハム1枚、春雨20グラム、もやし20グラム、ねぎの小口切り少々、焼きのり3枚、中華だしの素小さじ1、ごま油・ラー油各1滴、塩・粗びき白こしょう各適量

①小鍋で湯を沸騰させ、中に春雨を入れて2〜3分ゆでます。

②その間に、耐熱容器に豆乳を入れ、さらに洗ったもやしも入れて、電子レンジで2分半加熱します。
③豆乳が温まったら、中華だしの素を入れて混ぜます。
④ゆで上がった春雨の湯をざるでよく切り、豆乳の中に入れます。
⑤全体の味をみて塩を足し（中華だしの素で充分よい味になっていると思いますが）、食べやすくカットした焼き豚かハム、ねぎをトッピングし、粗びき白こしょうをたっぷりふりかけ、ごま油、ラー油をたらします。
⑥最後にパリッとした焼き海苔を、器のまわりにぐるりとさし入れます。

何と言ったらいいのでしょう！　見た目、まったくの豚骨ラーメンができてしまったことに、言葉を失ってしまうほど、感動してしまいました。ダイエット中だというのに、こんなにしつこそうなラーメンが食べられるなんて……。しかも、スープも全部飲み干してよい！　という保証つきです。感動さめやらぬうちにいただきます。ああ、これは、まったくラーメンそのものです。

めんの代わりの春雨は、こしがあってなかなか飲み込めないので、量は少なくてもたっぷりのボリューム感を与えてくれます。春雨とからみ合いながら、もやしが口の中に入ってくるところも、あの、忘れかけていたラーメンの醍醐味《だいごみ》を思い出させてくれます（「マロニー」を使えばさらにシコシコ感が！　その場合、ゆで時間は5分以上に）。

そして、スープ！

もしかしたら、豆乳と豚骨スープとは、実は同じものなんじゃないかしら、と首をかしげたくなるほど、味、なめらかさ、風味ともに似ているのです。

それに加えておいしさを引き立ててくれる、ごまの香り、ラー油の刺激、焼きのりのぱりぱり感……。

私があれこれ言うよりも、だまされたと思って一度作っていただければ、この感動がたちまち伝わるのですが……。

「ほんとだ！　ちゃんと豚骨ラーメンになってる！」

と、どなたも驚かれるにちがいありません。

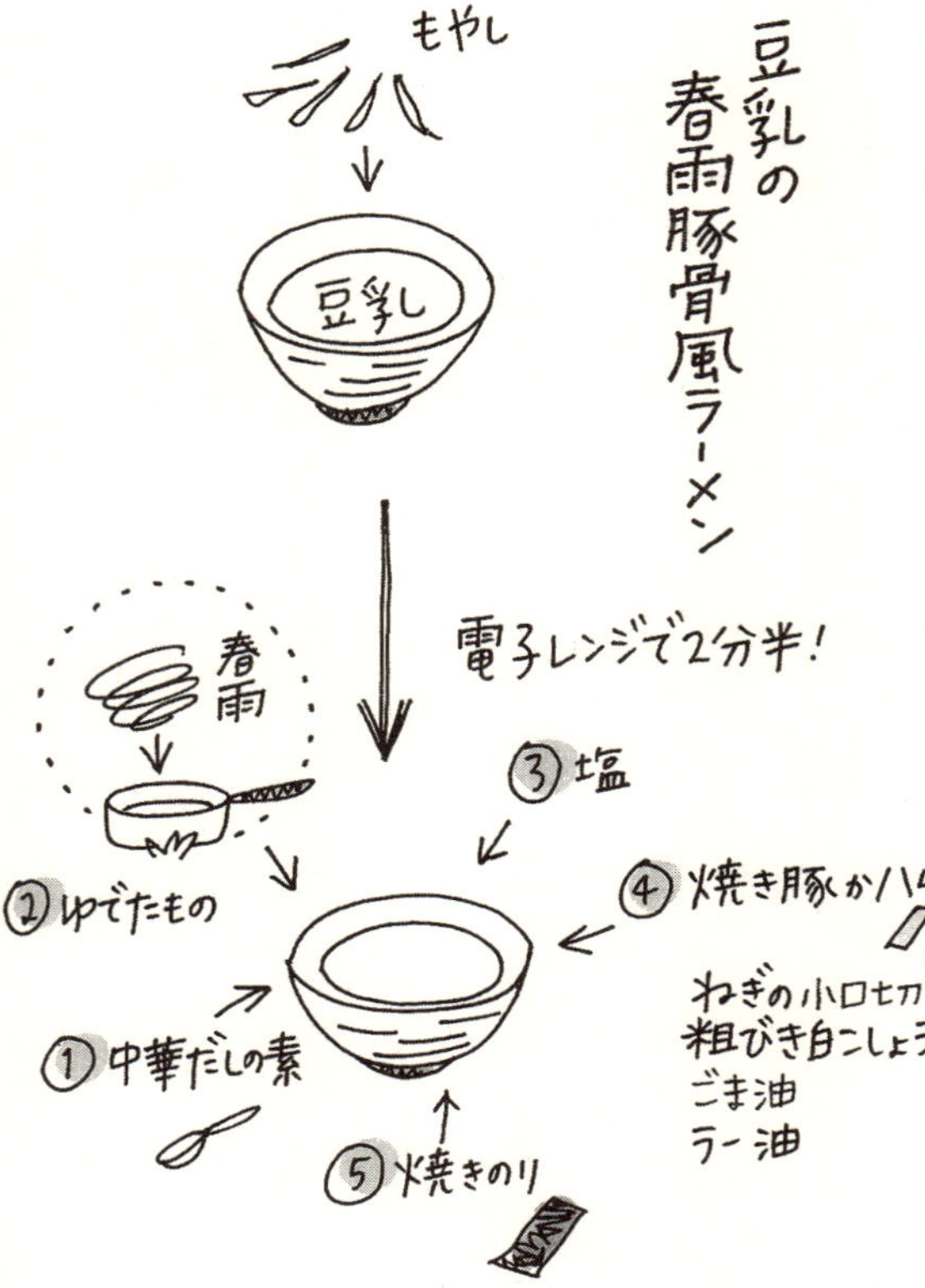

こんな低カロリーじゃ、翌朝、痩せないわけがない！

「豆乳の春雨豚骨風ラーメン」を食べた翌朝、私は、命がけで体重を量ってみました。

なぜ命がけなのか、と言いますと……。

豆乳を使ったスープを晩ごはんで食べると、ボリュームがあって満腹になるのにカロリーは少ないものだから、翌朝、体重と体脂肪率が減る、ということは前に書いたとおりです。

毎晩のように、あれこれ豆乳のスープを作って飲んでいたところ、私の体重はどんどん減っていき、ベストの42キロを大きく割り込んでしまったので、晩ごはんの時に食べるのを中止しました、ということも書きました。

痩せすぎは、太りすぎ以上に危険である、というデータがあります。

免疫力が低下して、病気にかかりやすくなるからです。

私の場合、身長が158センチですから、本来なら標準体重は54キロ。

なのに、実際は42キロですから、これ以下に体重を落としたくないというのが正直な気持ちです。

でも、この「豆乳の春雨豚骨風ラーメン」は、ダイエットしたいと思っている方に、どうしても食べていただきたいと思う自信作。

どのくらい体重が減るかを我が身で試し、その結果をお知らせすれば、説得力が増すのではないか、と思ったわけなのです。

その結果！

や……、やはり……、

400グラムも体重が減っていました。

あんなにボリュームがあっても、カロリーは300キロカロリー前後です。

私は、作りおきの煮卵（作り方は257ページ）を1個トッピングして食べましたが、それでも400キロカロリー弱。

翌朝、痩せないわけがないのです！

カレー味の豆乳スープもおいしくて簡単！

どんどんいきましょう！

アジアといえば、インド。インドといえばカレーです。

カレー味のものって無性に食べたくなることがありますよね。ダイエット中であればなおさら!? そんな時に頼りになるのがカレー味の豆乳スープです。

RECIPE

豆乳のチキンカレースープ（1人前）

【材料】豆乳200ミリリットル、鶏肉（もも肉の皮なし）30〜40グラム、たまねぎ中1/4個、にんじん中1/4本、じゃがいも中1/4個、調味料入りのカレ

ーパウダー小さじ2、塩適量

①鍋に食べやすくカットした鶏肉、たまねぎ、にんじん、じゃがいもを入れ、塩をひとつまみ加え、ひたひたの水で煮ます。

②煮えるタイミングをみながら、耐熱容器に豆乳を入れ、電子レンジで2分加熱します。

③温まった豆乳に、煮えた鶏肉、野菜類を煮汁が入らないように気をつけながら移します。

④最後に、調味料入りのカレーパウダーをふり入れて、よく混ぜたらできあがりです。味をみて、塩も加えてください。

前作『晩ごはんダイエット』の中で、

ダイエットしたいならカレーは控えてください、

と書きました。

でも、この豆乳カレースープは、

毎晩食べても大丈夫なダイエットメニューです。

普通のカレーなら、脂《あぶら》で固めた1人前100キロカロリー以上もあるカレールウを使いますが、この豆乳カレースープで使うのは、ルウではなく、カレーパウダー。

これなら、1人前8キロカロリーですみます。

しかも、スープの部分が豆乳なのですから、栄養があって低カロリー。ダイエットにおあつらえ向きです。

ただし、1つだけ、注意していただきたいことがあります。

それは、豆乳カレースープとごはんを一緒に食べないでください、ということ。

このスープは、こってりしていて辛く、味もしっかりしているので、ごはんが欲しくなります。でも、ここでごはんを食べてしまったら、気がついた時には、かなりたくさんのごはんを食べることになるはずです。

でも、パンなら大丈夫。

スープと一緒にパンを食べると、胃の中でパンが膨張して、1枚で満腹できます。

その結果、低カロリーですむのです。

おすすめは、ナンですが、なければ全粒粉の食パンをトーストしてください。豆乳カレースープと相性がいいと思います。ラッシー（飲むヨーグルト）を添えれば、なお満腹になります。

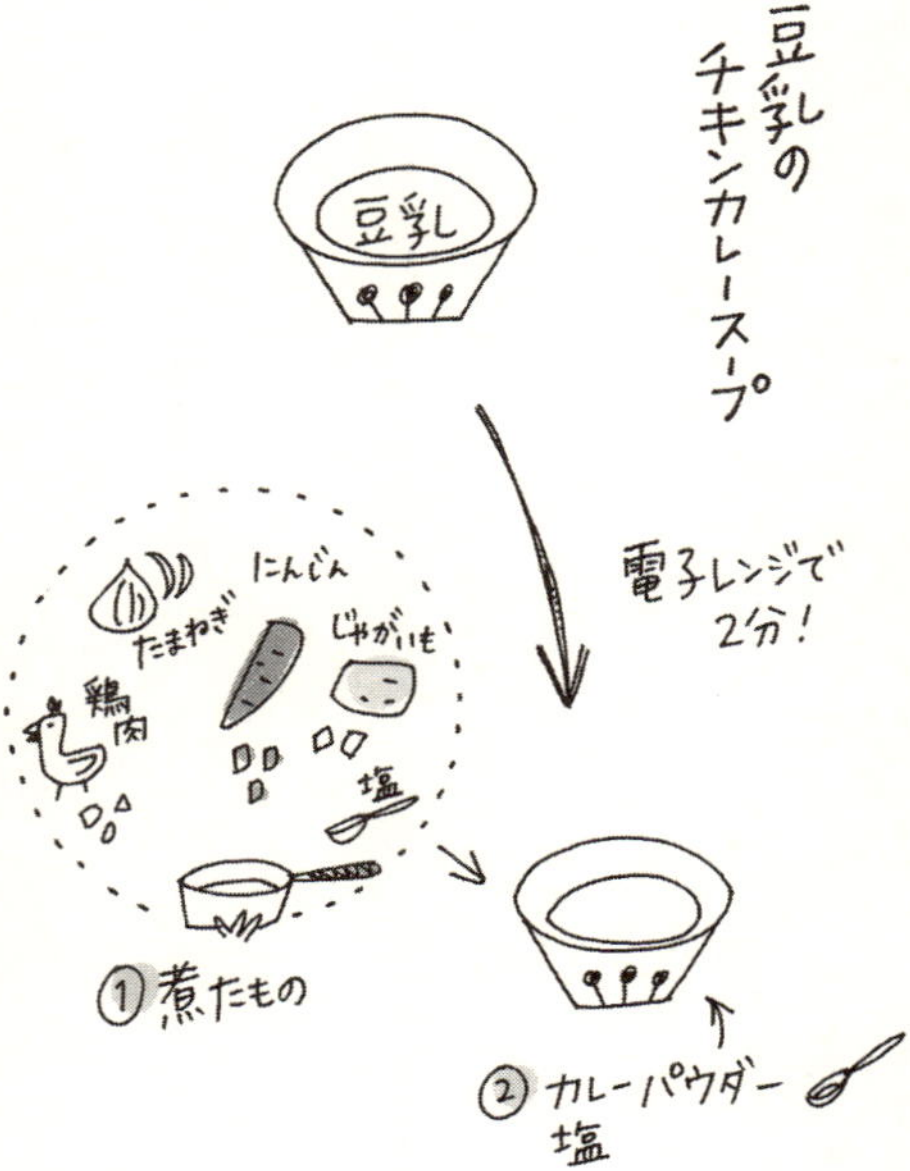

トムヤムクンだって、まろやかに仕上がります

低カロリーの豆乳スープをあれこれ想像していたら、次々に作りたいものが出てきました。そのレシピだけで本が1冊できそうなので、アジア編では、タイのトムヤムクンをご紹介して次に進みたいと思います。

豆乳のトムヤムクン風海老スープ（1人前）

【材料】豆乳100ミリリットル、トムヤムクンの素（なければ、中華だしの素）小さじ1、海老（殻つき）2尾、しめじ3本（なければ、ふくろたけ4〜5個）、たまねぎ中1/8個、トマトジュース100ミリリットル、にんにく1/2片、しょうが少々、レモン汁少々、あればナンプラー少々、レモングラスや香菜少々、タバスコか七味唐辛子適量、サラダオイル少々、塩・

粗びき黒こしょう各適量

①熱したフライパンにサラダオイルをたらし、みじん切りにしたたまねぎ、にんにく、しょうがをよく炒めます。
②そこに、殻つきのままの海老としめじ（ふくろたけ）を入れ、軽く塩、こしょうをしてさらに炒めます。
③耐熱容器に豆乳とトマトジュースを入れて、電子レンジで2分加熱します。
④温まったら、トムヤムクンの素（中華だしの素）を入れ、よく混ぜます。
⑤そこにフライパンの中身を全部移し、レモン汁、ナンプラー、レモングラスのスパイスをひとふり、粗びき黒こしょうをふり入れます。
⑥タバスコか唐辛子で味つけをします。
⑦香菜（なければせり、あるいはパセリ）をのせます。

エスニック料理は、独特のスパイスやソースを使うので、オリジナルの味を真似《まね》るのはなかなか難しいです。

ここでは、海老のうまみと、スパイシーな風味を真似しただけですから、本物とはほど遠いかもしれません。でも、酸味とスパイスの刺激が豆乳のまろやかさに包まれて、おいしいスープに仕上がっています。栄養満点で低カロリー。ダイエット中にエスニック料理が食べられるのですから、細かいことは、お許しください。

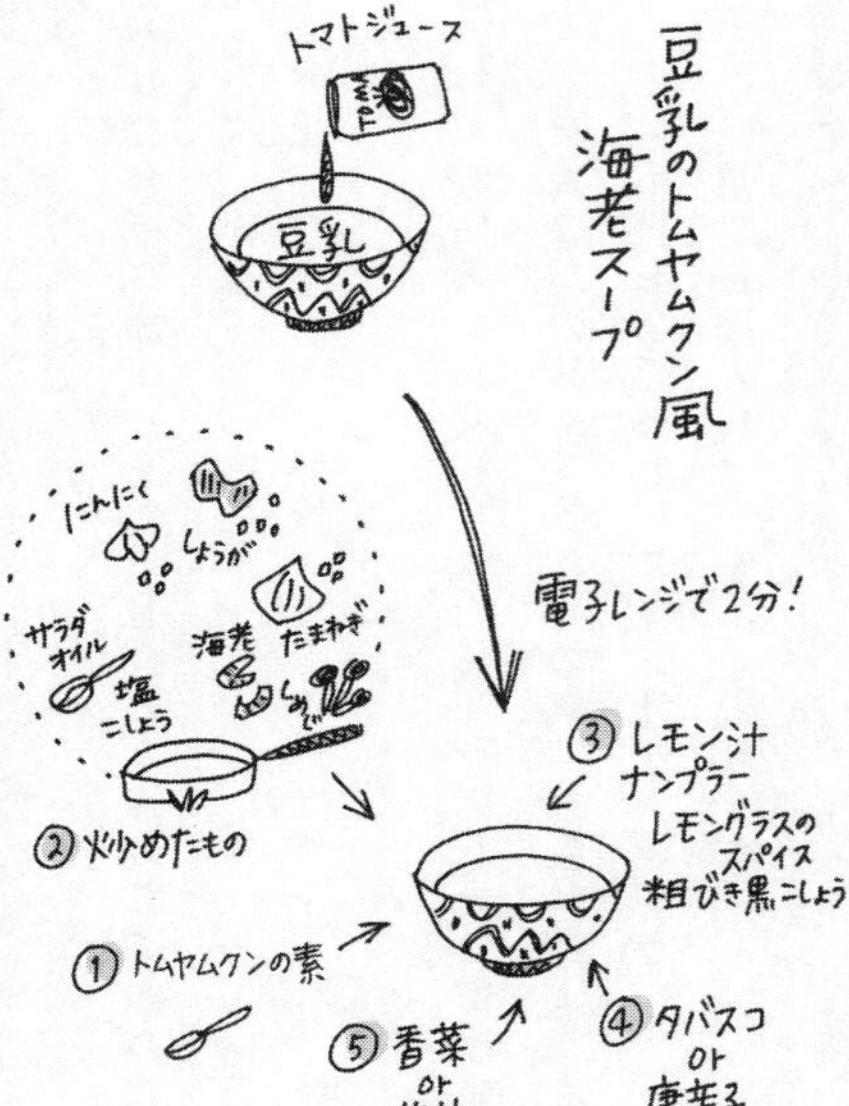

真逆の発想で、豆乳のすき焼きスープ！

日本の味をアレンジしたところ、とても面白い豆乳スープのレシピができました。

まず、日本のごちそう「すき焼き」から発想したものです。

普通は、豆腐をすき焼きの鍋に入れますが、逆にしたらどうなるかしら？　という思いつきからできたレシピです。

豆乳のすき焼きスープ（1人前）

【材料】豆乳200ミリリットル、牛肉25〜30グラム（薄切り2枚くらい）、生しいたけ2個、春菊15グラム（葉を7〜8枚）、しらたき50グラム（1/4パック）、ねぎ1/4本、サラダオイル少々、好みで七味唐辛子ひとふり、酒大さじ1、みりん大さじ半分、しょうゆ適量

①フライパンを熱し、サラダオイルをたらして、食べやすい大きさにカットしたねぎ、しいたけ、しらたき（湯通ししておく）を3〜4分炒めます。
②その間に耐熱容器に豆乳を入れ、電子レンジで2分加熱します。
③ねぎ、しいたけ、しらたきにやや火が通った頃、春菊、牛肉を加えて炒め、酒、みりん、しょうゆでお好みの味つけにします。やや濃い味でも大丈夫です。
④牛肉に火が通ったら、温めた豆乳に、フライパンの中身を汁ごと移します。
⑤全体の味をみて、薄ければしょうゆを足し、お好みで七味唐辛子をふってください。

この豆乳のすき焼きスープは、我ながらいいできだ、と自慢したくなるほどおいしいメニューになりました。

豆乳の中に、牛肉やしらたきを入れるのは、すごく違和感を持たれると思います。そんな変なことしないで、せっかくのすき焼きは、そのままで食べたいよ、とおっしゃるかもしれませんが……。

たしかに、私も最初、そう思ったのです。でも、熱々の豆乳の中からすくい出して食べるすき焼き味の牛肉や野菜は、尖《とが》った味が消えて、とてもマイルド。本来のすき焼きのおいしさと、クリーム風味に包まれたやさしいおいしさが一度に味わえます。

そして、ダイエットしたい方にとって、何よりもうれしいのは、この豆乳すき焼きスープは具だくさんだというところ。

すき焼きをおかずにして食べると、ごはんがすすみますが、スープにすると、これだけで満腹になり、一緒にごはんを食べようと思っても、小さなおにぎり1個くらいしか食べられません。

その結果、次の日の朝、体重減！　といううれしい現実を目にすることができるのです。

『晩ごはんダイエット』が続けられるのは、お腹いっぱい食べているのに、体重が減る、という理由からですが、この豆乳すき焼きスープは、そういう意味からすると、優等生のダイエットメニューと言っていいかもしれません。

豆乳のすき焼きスープ

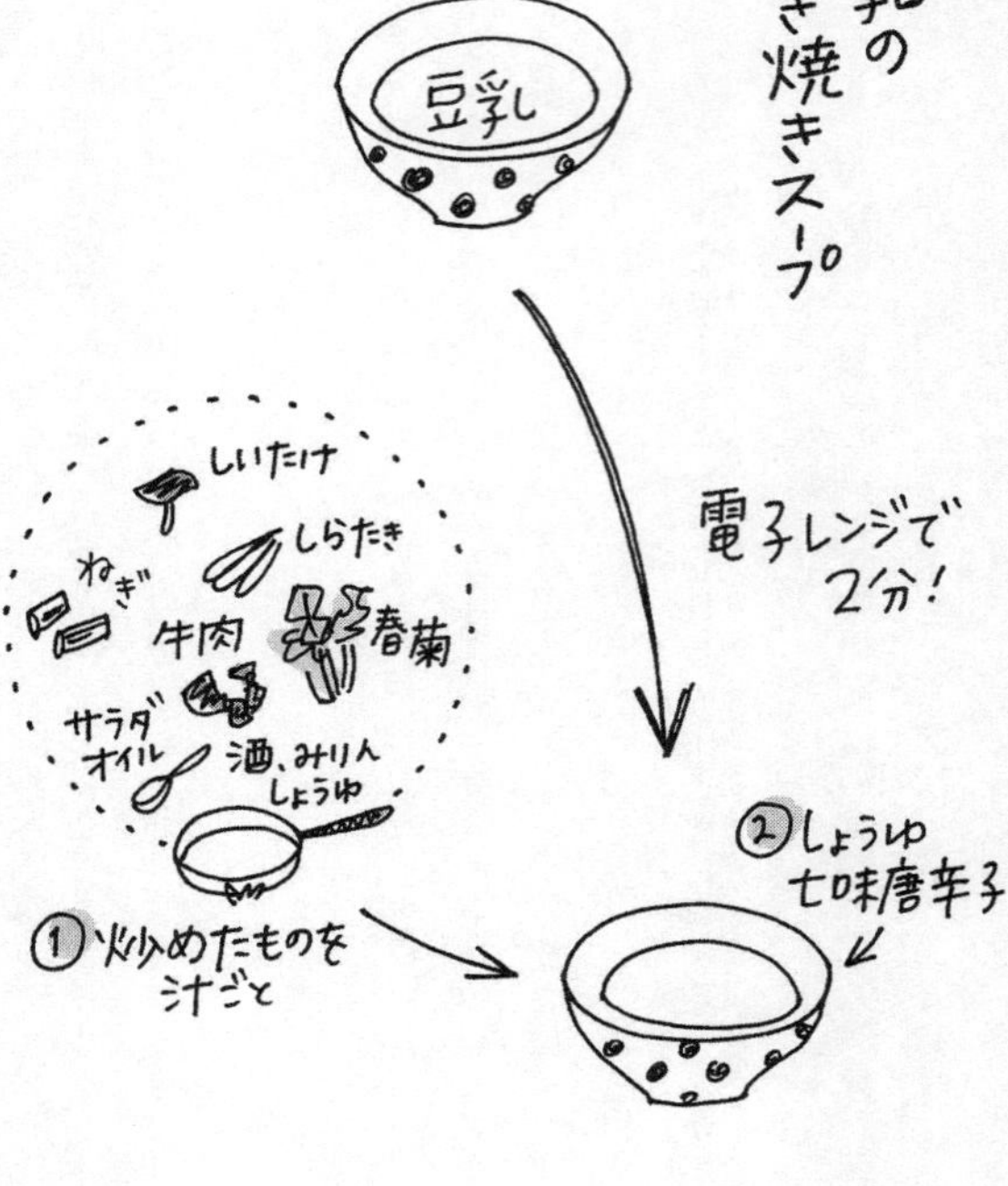

豆乳
電子レンジで2分!
しいたけ
しらたき
ねぎ
牛肉
春菊
サラダオイル
酒、みりん
しょうゆ
① 炒めたものを汁ごと
② しょうゆ
七味唐辛子

もう1つ、真逆の発想で、豆乳の豚しゃぶスープを！

豆乳にすき焼きを入れておいしかったのだから、豚しゃぶを入れてもおいしいはずです。さっそく、作ってみます。

豆乳の豚しゃぶスープ（1人前）

【材料】豆乳200ミリリットル、豚肉（脂を除いたロース肉）30グラム（薄切り2枚くらい）、まいたけ30グラム（1/4パック）、しらたき50グラム（1/4パック）、水菜25グラム、春菊15グラム（葉を7〜8枚）、ねぎ20グラム（1/4本）、あさつき少々、サラダオイル少々、昆布茶小さじ半分、しゃぶしゃぶ用ごまだれ・塩・酒各少々、粗びき白こしょう・七味唐辛子各少々

①熱したフライパンにサラダオイルをたらし、それぞれ食べやすくカットした豚肉、

まいたけ、しらたき（湯通ししておく）、水菜、春菊、ねぎを塩、粗びき白こしょう、酒各少々を加えて炒めます。

②その間に耐熱容器に豆乳を入れ、電子レンジで2分加熱します。

③豆乳が温まったら、昆布茶（昆布だしの素でも）を入れ、よく混ぜます。

④そこに、フライパンの中のものを汁ごと移します。

⑤しゃぶしゃぶ用ごまだれをお好みの分量入れて味を調え、小口切りにしたあさつきを散らし、こしょう、七味唐辛子をかけてできあがり。

これも、豆乳すき焼きスープに負けないボリュームたっぷりのおいしいスープになりました。一見すると、何の料理かよくわからないけれど、食べてみると、豚しゃぶのおいしさがまるまる味わえます。ごまだれで食べるのもおいしいけれど、ポン酢しょうゆで食べるのもさっぱりしておいしいと思います。

どちらも、お腹がいっぱいになって、低カロリー。

ごはんを小さめの茶碗に1膳とデザートの果物を食べても、カロリーは全部で5

00キロカロリーくらいのものです。
翌朝の体重減が保証つきの満腹メニューですから、是非試してみてください。

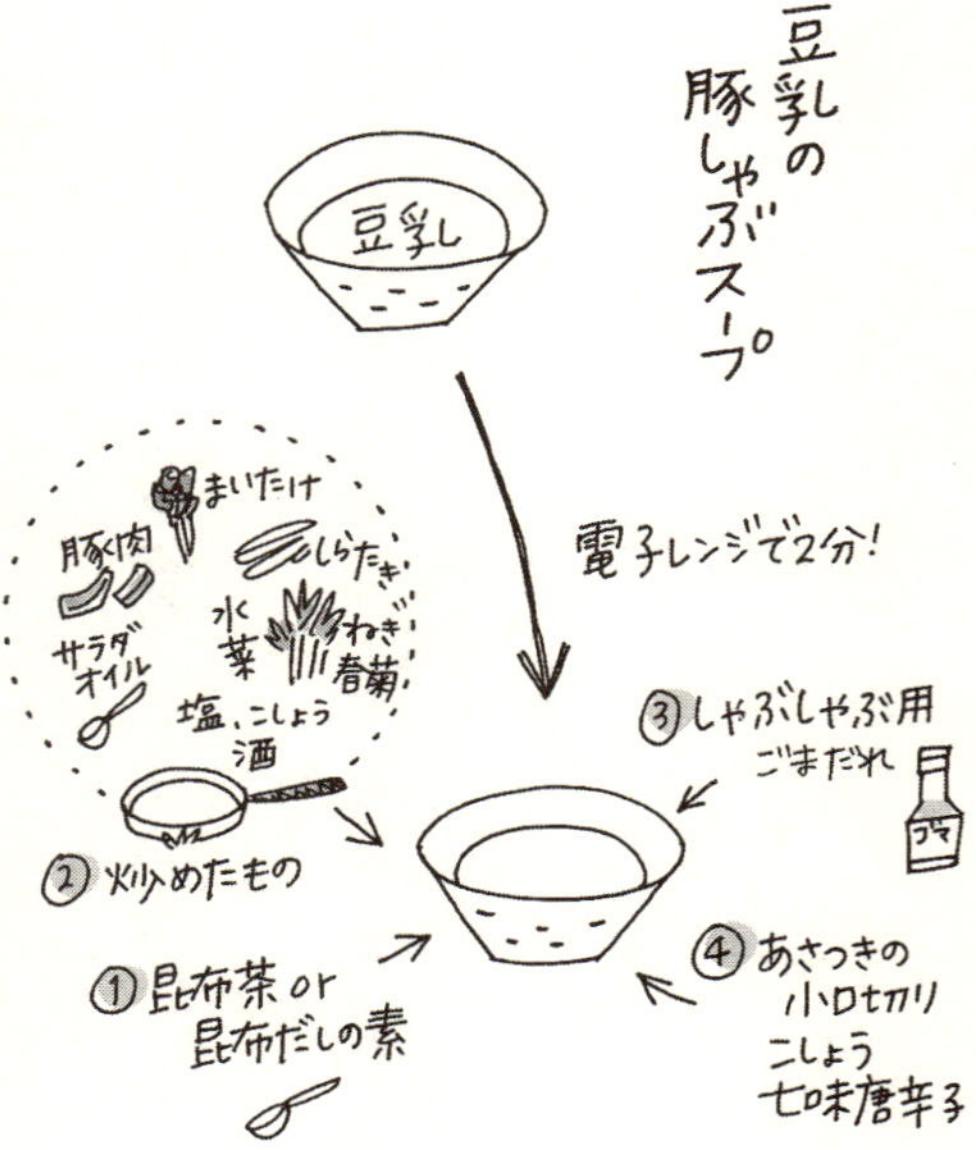

ベースを覚えれば簡単！基本中の基本。和風豆乳スープの作り方

みそ汁、すき焼き、豚しゃぶ……、アイデア次第では、他のおいしい和風メニューを豆乳スープにアレンジできると思います。是非、皆さんもご自分でいろいろ試して楽しんでいただきたいと思います。最後になってしまいましたが、ベースになるような最もシンプルな和風豆乳スープの作り方をご紹介したいと思います。

すき焼きや豚しゃぶなどの材料が揃《そろ》わない時、
料理する気力、体力のない時、
料理する時間のない時、
おいしいスープが食べたい時、

そして、翌日、確実に体重を減らしたい、と思う時、
……などに、是非、作ってみてください。

豆乳の和風ダイエットスープ（1人前）

【材料】豆乳200ミリリットル、しめじ5～6本（あるいはまいたけ、えのきたけ、なめこ、などきのこ類）、カットわかめ少々、ねぎ（あるいは、みょうが、青じそ、三つ葉など）少々、めんつゆ小さじ1強、七味唐辛子（あるいは、ゆずこしょう、粉山椒など）適量

①耐熱容器に豆乳としめじを入れ、電子レンジで2分半加熱します。
②温まったら、味をみながらめんつゆで味をつけ、カットわかめを加えます。
③薬味にねぎをトッピングし、七味唐辛子、あるいはゆずこしょうなどで、味を引き締めたらできあがりです。

たったこれだけです。

鍋も使わず、お湯も沸かさずに何ともいえずリッチでおいしい和風のスープが簡単にできます。

ポイントは、

ねぎなどの薬味と、

仕上げの七味唐辛子の刺激です。

ねぎや七味唐辛子、お好みでみょうがや青じそ、三つ葉などをのせ、ゆずこしょう、粉山椒などをトッピングすることで、豆乳本来の豆臭さがまったく消え、クリームスープを飲んでいるようなおいしさになるのです。

とろろ昆布、麩《ふ》、ごまなどでもひと味違ったおいしいスープができます。

温めた豆乳に、めんつゆを入れるのが一番簡単ですが、かつおだし小さじ1を入れて混ぜ、塩かしょうゆ、酒少々などで味をつけると、さらに深みのある味つけになります。その辺のアレンジは、皆さんのお好みで、自由になさってください。

晩ごはんの時に、このスープさえメインにして食べれば、翌朝、体重が減ります。

毎晩食べても飽きないよう、さまざまな材料、さまざまな味つけで作るワザを手に入れれば、ダイエットは確実に成功します！

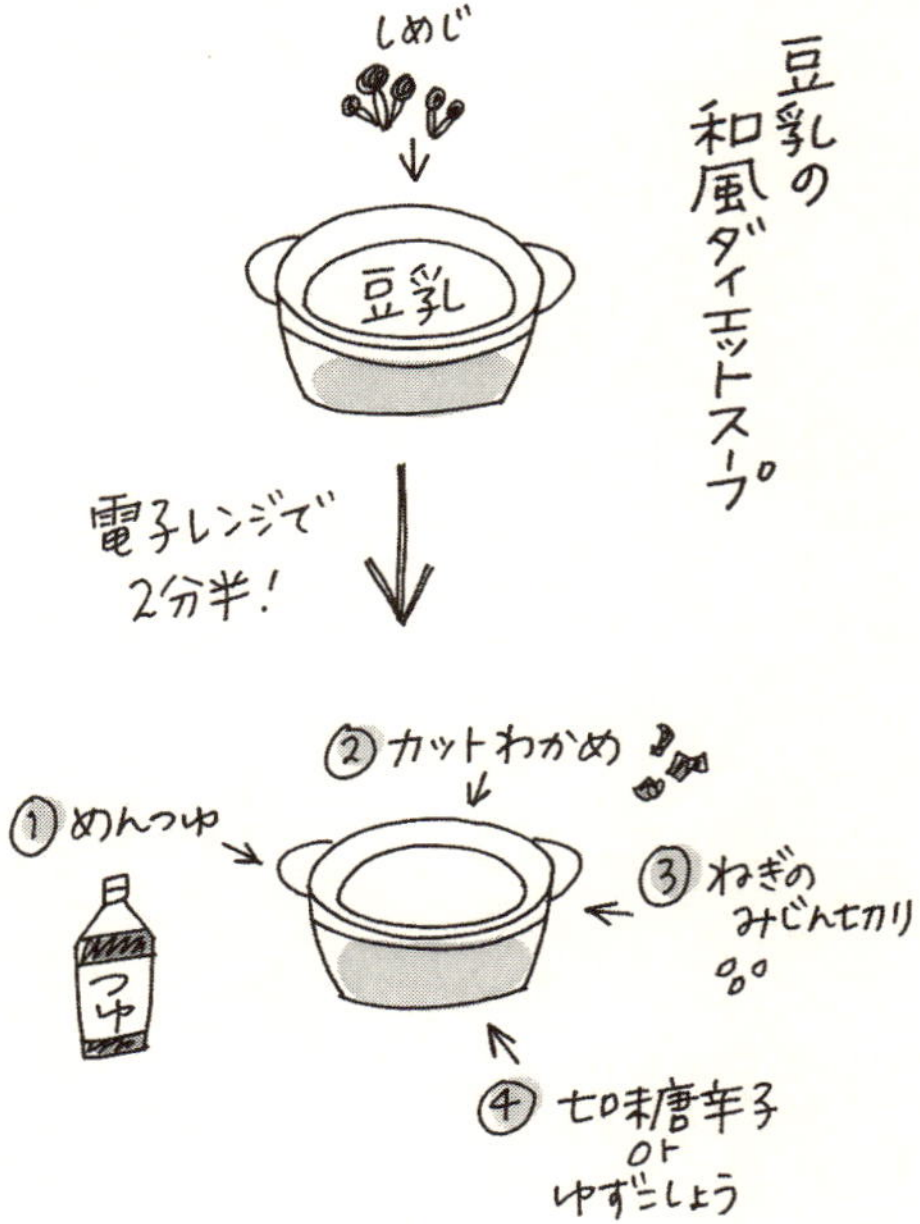

Part 2

朝、昼、晩、
何を食べたらいいかを覚えておけば、
ダイエットは成功したも同然!?

レシピの前に“目からウロコ”の身体をつくる基本のお話

おにぎり2個だけの晩ごはんでは、かえって太る

「どうしても痩せたかったから、毎晩、おにぎり2個だけでがまんしたのに、全然痩せないんです。おにぎり2個だと、カロリーは400キロカロリーもないから、痩せると思ったんですけど。私、なぜ痩せないんですか？」

少し前、若い女性から、こんな質問を受けました。

その人は、半月間もおにぎり2個だけの晩ごはんを続けましたが、体重はかえって増えてしまい、そればかりか、ひどい便秘と肌荒れと口内炎に悩まされて、ついにギブアップしたそうです。

たしかに、晩ごはんを軽くすれば必ず痩せられます、というのが『晩ごはんダイエット』のポイントです。でも、この女性のように、おにぎりしか食べないことで、晩ごはんを軽くするのは、ダイエットどころか、栄養バランスが悪くなり体調をこ

わしてしまいます。

晩ごはんに何を食べたら早く痩せられるのか？　ここが一番大事なところ！

その内容は、細かいことを言えばいろいろあるのですが、一言で言うなら、

「カロリーの低い、良質のタンパク質」が

正解です。

その代表的なものが「豆腐」。

ですから、私は晩ごはんに豆腐を食べてください、と言い続けてきたわけです。

でも、実際には豆腐以外にも、晩ごはんの時に食べると早く痩せられる、という

食べ物がたくさんあります。

ところが、おそろしいことに、

晩ごはんの時に食べると、

痩せるどころか、

すごいスピードで太ってしまう、

という食べ物もたくさんあります。

まず晩ごはんの時に、何を食べたらいいのか、何を食べたらいけないのかを覚えておくと、簡単に痩せられそうです。

なぜ、おにぎり2個の晩ごはんが、太る原因になったかの答えもわかるかもしれません。

太る食べ物と、痩せる食べ物の見分け方は、実は簡単です。

ポイントは、2つだけなのです。

大きく分けると、食べ物の役目は2つ

前著『晩ごはんダイエット』では、食べ物を3つの種類に分けました。

でも、ダイエットの役に立てるには、もっとシンプルに、食べ物を2つの種類に分けると、さらにわかりやすくなる、と気づきました。

その2つとは……。

1．主に、エネルギーになる食べ物

2．主に、身体を修繕する食べ物

です。

まず『朝ごはん』はどうしたらいいでしょう。今日も1日、力いっぱい働くための朝ごはんでは、「エネルギーになる食べ物」が、絶対に必要です。これを食べないと、力がわいてきません。

では『昼ごはん』は？　「午前の仕事は終わった！　午後も忙しいけれど、もうひとがんばり！」という時に食べるのが昼ごはんですから、「エネルギーになる食べ物」が、絶対に必要です。これを食べないと、午後、身体がだるくて眠気に襲われ、やる気がわいてきません。

でも『晩ごはん』は別です。

「今日の仕事は全部終わった！　あとは、ゆっくり眠るだけ」というのが晩ごはん。ここで「エネルギーになるもの」を特に食べる必要はありません。あとは眠るだけなのですから、エネルギーはいらないのです。その代わり、必ず食べなくてはいけないものがあります。それが、前ページに書いた「主に、身体を修繕する食べ物」なのです。

どういうことか説明しましょう。

人の身体は、その日活動したことで、1日を終える頃にはあちこちが少し傷んでいます。くたびれたぁ、と感じることが、その証拠です。あるいは、身体のどこかの部分がすり減ったり、古くなったりします。髪の毛が抜けたり、皮膚《ひふ》の表面が垢《あか》となってはがれたりすることで、わかりますよね。

つまり、1日が終わる頃には、身体は少しずつ老いているわけです。

でも、たいていの場合、翌朝にはほとんど元どおりになっています。

その理由は、

夜、眠っているうちに、

身体の傷んだところや、

すり減ったところや、

古くなったりしたところは自動的に修繕されているからなのです。

タンパク質を食べて、熟睡すれば、細胞は若返る

「寝る子は育つ」といわれますが、夜中12時から2時の間は、自動的に成長ホルモンが出て、子供の肉体を成長させてくれます。

大人の場合も同じで、夜中12時から2時の間に自動的に成長ホルモンが出ます。

でも、大人の場合、このホルモンは肉体を成長させてくれるのではありません。新陳代謝を助けて、身体の傷んだところを修繕したり、すり減ったり、古くなったりした部分を補ってくれるのです。

だから、どんなに疲れていても一晩眠れば、この成長ホルモンのおかげで、翌朝

には元どおりの元気な身体にリセットされるのです。ありがたいことです！

ただし、成長ホルモンに、こういうありがたいことを自動的にしてもらおうと思ったら、2つの条件をクリアしていなければいけません。

1．夜中12時から2時の間、熟睡していること

2．前の日の晩ごはんで、修繕するための材料を食べておくこと

の2つです。

成長ホルモンは、熟睡していないとなかなか登場してくれません。

さらに、熟睡して成長ホルモンが登場してきたとしても、修繕用の材料が用意されていないと、働くことができません。

その結果、翌朝になっても前日の疲れが取れていなかったり、肌が荒れたままになったりするのです。

寝不足の朝、肌が乾燥していたり、目の下にクマができていたりする経験はどなたにもあるでしょう？　夜中12時から2時の間、熟睡できないと、こういう朝を迎えることになります。

あるいは、ぐっすり眠ったのに、朝、目が覚めた時、頭痛がしたり、身体が重くて足が前に進まない、という経験もあるのではないでしょうか？　熟睡できたとしても、前の晩、身体を修繕してくれるものを食べていないと、こういう朝を迎えることになるのです。

言い方を変えれば、修繕のための食べ物ならば、前の晩にたっぷり食べても、修繕用に使われるので身体の中で蓄積されることはない！　つまり、体脂肪になる心配はない！　ということになります。

その「修繕のために使われる食べ物」というのが、タンパク質をたくさん含む食べ物であり、その代表が豆腐、というわけです。

だから、

「晩ごはんでたくさん豆腐を食べても、
太る心配はないし、
身体の傷んだところを修繕してくれるので、
一石二鳥ですよ！」

と繰り返しているわけなのです。

豆腐に代表されるタンパク質の仲間も、あまりたくさん食べると体脂肪の原因になってしまいますが、普通の食べ方をしていれば修繕の役目を優先させる、ということが科学的にわかっています。

骨、血液、ホルモン、筋肉、髪の毛、爪《つめ》、皮膚……タンパク質でできているこれらのパーツが、毎日新しく生まれ変わるためには、晩ごはんで、しっかりタンパク質を食べなければいけないのです。

朝ごはん、昼ごはんの時に食べるのは、
「主に、エネルギーになる食べ物」。
晩ごはんの時に食べるのは、
「主に、身体を修繕する食べ物」。

私が食事時にメニューを考えたり、選んだりする時、真っ先に思い浮かべるのは、この2点です。

この2点をしっかり覚えるだけで、ダイエットが達成できます。

それぞれのグループには、いろいろな食べ物があります。

全部は書ききれませんが、ふだん私がメニューに取り入れている食べ物をご紹介したいと思います。

どれも、健康的にダイエットでき、しかも美肌効果のあるおすすめの食べ物です。

豆乳&豆腐ダイエットと組み合わせることで、ダイエット効果、美肌効果がアップしますので、いろいろに組み合わせ、お好みの調理で試してみてください。

付録1●ダイエットにすぐ役立つ食材一覧

朝ごはん、昼ごはんのための、
主にエネルギーになる食べ物　その1

力の素、炭水化物を多く含む食べ物

●やっぱり主食には
お米を食べたい……

白米のごはん…身体と脳の重要なエネルギー源。脳の老化を予防する。食物繊維も豊富。消化がよく、おいしいのがメリット。白米に限らず、朝食でごはんを食べると、体温が上がり、脳が活発になり、スタミナが持続する。ただし白米は、疲労回復のビタミンB_1が、玄米に比べ約5分の1になる。できるなら、精白していないごはんのほうがおすすめ。

玄米のごはん…ビタミンB群が豊富なので、疲労回復、老化防止に役立つ。栄養は白米より上だが、食物繊維がカルシウムの吸収を妨げることがある。

胚芽米のごはん…白米に近い味。ビタミンEが白米より多く、血管が強くなる。

発芽玄米のごはん…血圧を下げ、イライラを解消するギャバが多く含まれる。

もち…もち米には、身体を温める効果があるので、風邪気味の時には、ごはんを食べるよりも、体調の回復に役立つ。

●シリアル十豆乳で、
簡単、栄養バランス抜群の朝食

パン…身体と脳の重要なエネルギー源。精白したパンを食べる時は、**タンパク質の多いメニューをプラスする**と腹持ちがよく、ダイエットに効果が出る。

全粒粉のパン…ビタミン類と、食物繊維が豊富。食べ続けるうち美肌になる。

ライ麦パン…食物繊維が特に多いので、腸の働きを活発にしてくれる。

そば…高血圧を予防するルチン、疲労回復を助けるビタミンB_1が豊富。タンパク質もバランスよく含まれていて、美肌にもよく、胃腸の調子も整える。

そうめん…小麦粉を原料としている。消化がよいので、胃に負担がかからない。

ビーフン…米粉が原料。中国料理に使われることが多いので、油脂の量に注意。

パスタ…動物性脂肪の多いソースや具を避けることが大切。**オリーブオイルで調理し、野菜、シーフードの具ならコレステロール値を下げてくれダイエット向き。**

シリアル…数種類の穀物（玄米、小麦ふすま、オーツ麦、ライ麦など）、数種類のナッツ、種子（アーモンド、かぼちゃの種など）、数種類のドライフルーツ（いちご、パパイヤ、レーズン、アプリコット、バナナ、いちじくなど）がミックスされているシリアルには、ビタミン類、食物繊維、鉄、カリウムなどが豊富に含まれる。忙しい朝などに、**牛乳や豆乳、飲むヨーグルトをかけて食べれば、**バランスのよい活力源になり、皮膚の健康にもよい。

●低カロリーなのに、腹持ちがいいのは、さといも

じゃがいも…満腹感が早く来るので、ダイエットに向いている。しかも、しみの素のメラニンを抑えるビタミンCが多い。「カリウムの王様」と呼ばれるほどカリウムが豊富なので、腎機能や高血圧の改善に役立つ。油脂との相性がいいが、**なるべく油脂を多く使わない料理にする**のが、ダイエットのポイント。

さつまいも…いも類の中で食物繊維が最も多い。1本で一日の必要量を満たすほどビタミンCが豊富。玄米の2倍のビタミンEがとれるのも美容にうれしい。

さといも…他のいも類よりカロリーが低い。ぬるぬるには血圧やコレステロール値を下げたり、肝臓を強くする効果があるので、除かないように調理する。

かぼちゃ…ビタミンAとCとEで、ビタミンACE（エース）と呼ばれるが、この3つが揃う食べ物は、がんを予防し、新陳代謝を活発にする。また美肌づくりに大きな効果を発揮するので美容ビタミンとも呼ばれる。かぼちゃがまさにこれ。

たまねぎ…体脂肪の多い人には特におすすめ。刺激成分が血液をさらさらにしてくれる。また、疲労感、不眠、イライラの改善効果もある。胃の調子の悪い時にも効果がある。**生で食べるか、加熱する時は短時間にする**と栄養が逃げない。

れんこん…意外にも、小さなれんこん1節に、レモン1個分のビタミンCがある。食物繊維の宝庫。腸の働きを活発にし、肌のトラブル

を解決してくれる。質のよいでんぷんを含むので、スタミナ源になる。

そら豆…体脂肪が多い人は、体内の余分な脂肪を分解してもらえる。また、コレステロール値を下げ、脳の老化を防ぐレシチンも豊富に含まれる。

やまいも…胃腸の調子が悪い時に特におすすめ。消化酵素が大根の約3倍ある。身体がだるい時や、やる気の起きない時に食べると、すばやく元気が出る。

とうもろこし…食物繊維が豊富。血管を強くする効果もある。

牛乳…カルシウムが多く、吸収されやすいので骨粗鬆症《こつそしょうしょう》の予防に役立つ。栄養バランスがよいので、朝コップに1杯飲むと、さまざまな栄養が一度にとれる。

●バナナ2本で、ごはん1杯分のカロリー

柿…ビタミンCが特に豊富で、風邪予防になる。カロテンも多く、免疫力を高め、肌荒れ防止にも効果がある。柿の渋みは、アルコール分解酵素なので、二日酔いの朝には最適。ただし、干し柿にこの効き目はない。

バナナ…バナナ2本で、ごはん1杯分のカロリー。カリウムが多く、高血圧のコントロールに役立つ。鉄や銅も含まれ、貧血予防になる。その他、ビタミン類、ミネラル類、タンパク質が多いので、朝食で食べればその日が体調よく過ごせる。

ぶどう…糖分が吸収されやすいので、疲労回復には速く効果が出る。ビタミンC・Eも豊富。皮には、酸化防止作用のあるポリフェノール

が含まれる。干しぶどうは生のぶどうよりもカルシウム、カリウム、鉄の量が増えるので、貧血予防によいが、カロリーも増えるので、食べすぎに注意。

キウイ…美容ビタミンのビタミンA・C・Eのすべてが含まれている。中でも多いのはビタミンCでみかんの約2倍。レモンやいちごと同じくらいある。タンパク質分解酵素も含み、**肉や魚料理のデザートに食べると、**胃がすっきりする。**堅い肉をキウイのしぼり汁につけると柔らかくなる。**食物繊維も豊富。

いちじく…タンパク質分解酵素がある。お酒の後、いちじくを食べると、二日酔い防止になる。すばやくエネルギー源になるので、疲れが取れない朝や、だるくて身体が重いと感じる時に食べると、元気が出る。

いちご…目立っているのはビタミンCの多さ。体調のすっきりしない朝や、風邪気味の時に食べると、免疫力が回復して元気が戻る。食物繊維も多い。

朝ごはん、昼ごはんのための、
主にエネルギーになる食べ物　その2

スタミナの素、脂肪を多く含む食べ物

●レバーは、海藻と一緒に食べると、コレステロールが体外に追い出される

牛肉…肉の中では、鉄を一番多く含み、しかも吸収されやすいので、貧血予防になる。ビタミンCを含む食べ物と同時に食べると、スタ

ミナが持続する。

豚肉…コレステロール値を下げる脂肪を含んでいるが、動脈硬化の原因になる脂肪も多いので、食べすぎには注意が必要。**バラ肉のような特に脂肪の多い部位は、ダイエット中は避けるか、ゆでてできるだけ脂肪を落とす。**ダイエット中でも豚カツを食べたいときは137ページの作り方であれば、大丈夫！

鶏肉…全体で見ると低カロリーだが、皮にはコレステロール値を上げる成分が多いので注意。皮の内側の黄色い脂肪は、カロリーは高いが、オレイン酸など脳や細胞に必要な、大事な必須脂肪酸が含まれている。

レバー…タンパク質、ミネラル、ビタミンが豊富だが、コレステロールも多いので食べすぎを避ける。**海藻類、根菜類など食物繊維の多い食べ物と同時に食べる**と、コレステロールが体外に排出されやすくなる。

●魚の脂肪はスタミナ源にもなり、血管内のコレステロールも減

あじ…あじなど魚類に含まれる脂質は、主にDHA（ドコサヘキサエン酸）やEPA（エイコサペンタエン酸）など。これらは、スタミナ源になるというよりは、血中のコレステロール値を下げたり、中性脂肪値を下げたり、脳の働きを活発にするなど、ダイエットのためになくてはならない役目をする。肉と違い、魚の脂肪はカロリーの心配をすることなく、**朝、昼、晩いつでも食べて大丈夫。**あじは、血液をさらさらにする効果のあるEPAを多く含んでいるが、生で食べると、EPAの成分を効率的にとれる。

あなご…うなぎに似ているが、脂肪の量はうなぎの半分で味もあっさりしている。ダイエット中には、うれしい食べ物。もちろん、DHA、EPAの両方を多く含んでいるので、動脈硬化の心配もなく、高血圧も正常にする働きがある。

うなぎ…DHA、EPAなどの脂肪分が多いから、ごはんと一緒に食べるうな丼は、かなりの高カロリーになる。が、うなぎそのものは総合的な栄養があり、ダイエット中でも量を控えめに食べると、かえって健康的に痩せられる。その場合、**ごはんを少し残すか、水切りした豆腐とごはんを混ぜる**と（作り方は164ページ）、カロリーの問題をクリアできる。良質のタンパク質、ビタミン類、ミネラル類をたっぷり含んでいるので、スタミナ源としても美容によい食べ物としてもナンバーワン。**体力をつけたい時、寝不足が続いた時、夏バテしている時、風邪を引いている時など、昼食でうなぎを食べれば、吸収も速い**ので、体調が回復する。

かつお…かつおには、初夏の初がつおと、秋の戻りがつおがあるが、初がつおのほうが、脂肪分が少なく低カロリーなので、ダイエットに向いている。かつおの脂肪の主なものはDHAで、血液の流れをよくしたり、コレステロール値を下げる役割をしてくれる。DHAの多い食べ物をよく食べると、脳の働きがよくなることが知られている。

金目鯛…DHAを多く含んでいる。柔らかくおいしい。

いわし…記憶力を高めるDHAが多いので「いわし100匹、頭の薬」といわれる。コレステロール値を低下させるEPAもたっぷり含まれる。**ほうれん草、にんじんなどと一緒に食べると、脳の活性化に**ますます役立つ。例えば、**三枚におろし、皮をむいたいわしを買ってきて、しょうゆと酒としょうがのつけ汁に30分つけ、サラダオイル少々でこんがり焼く。ゆでたほうれん草とにんじんにレモンドレッシングをかけ、つけあわせにする。**いわしには、食べたものをすばやくエネルギーに変えてくれる成分も多いので、ダイエット中の強い味方になってくれる。

●ダイエット中は、高カロリーの銀だらを避け、まだらを!

海老…意外なことに、海老には、EPAやDHAなどの脂肪分が多く含まれている。海老には、コレステロールが多い、というイメージがあるが、逆に、コレステロール値を下げる成分を豊富に含んでいる。

銀だら…たらの中でも、まだらは低脂肪、高タンパクだが、銀だらは高脂肪、低タンパク。カロリーからいえば、ダイエット中は、まだらのほうが向いている。

さけ…DHA、EPAともに豊富に含まれる。

さんま…さんまはEPAの多い魚の代表。また、中性脂肪を分解してたまりにくくするDHAも多いので、ダイエット中の人は進んで食べると体脂肪の燃焼効果が期待できる。脳や血管の健康を守ってくれるDHAやEPAを逃がさないような調理もポイント。**網で焼く時には、一匹のまま、遠火で焼く**と脂があまり落ちない。

まぐろ…大トロや中トロには特に脂肪分が多いので、まぐろ全体で見ると、DHAの含有量は魚の中でトップ。大トロの脂肪は、赤身の約3倍でカロリーも3倍ある。トロを1切れ食べたときのカロリーは、赤身2、3枚分と同じということなので、**ダイエット中は、赤身を食べる**ほうが速く体脂肪が落ちる。

卵…コレステロールが多いことは有名だが、卵には、コレステロール値を下げるレシチンという成分も含まれるので、普通は、1日1個から2個食べてもコレステロールのとりすぎになることはない、といわれている。

チーズ…脂肪が多く、全体のカロリーも高いのでダイエット中はカテージチーズにすると、脂肪はほぼ4分の1になる。脂肪が多いことを除けば、チーズは牛乳以上にビタミンなどの栄養が豊富で、ダイエット中に食べると、肌のトラブルが防げる。

アボカド…「森のバター」といわれるほどだから、脂肪分が多く、カロリーが高い。その脂肪は、リノール酸、リノレン酸など、血液の循環を改善し、血液中のコレステロール値を下げる役目をしてくれる善玉の脂肪。晩ごはんの後のデザートに食べると、翌日体重が増えるおそれがあるが、**朝か昼なら、栄養的にもバランスがよく、その日のエネルギー源として心強い。**

晩ごはんのための、
主に身体を修繕する食べ物　その1

身体修繕の材料は良質なタンパク質

●豆腐、豆乳は、女性ホルモンと似た働きをして、肌を若返らせる

豆腐…良質なタンパク質でできていて、コレステロール値を下げるリノール酸も豊富。血液がドロドロの人には欠かせない。大豆オリゴ糖もあるので、腸の働きを活発にし、栄養となるものは吸収する代わりに、老廃物を上手に排出してくれる。大豆から作られるが、大豆よりも消化吸収がよく、胃腸の弱い人も負担なく食べられる。ビタミン類、ミネラル類、脂質類など、身体を若々しく、健康に保つさまざまな栄養に富んでいる。カロリーが低いので、晩ごはんに食べると、体脂肪の原因とはならず、豊富なタンパク質が身体を修繕する役目をしてくれる。新陳代謝になくてはならない食べ物である。**冷《ひ》ややっこにする時、おかかを添えて食べると、おかかのビタミンDが、豆腐のカルシウムを吸収させやすくしてくれる。すりごまをかけると、大豆レシチンの働きが高まり、脳を活性化して、脳の老化防止に役立つ。**木綿豆腐は、タンパク質、カルシウムの量が多く、絹ごし豆腐は、ビタミンB_1、ビタミンB_2、ビタミンEが多くなる。

豆乳…美容と健康のために、豆腐に負けないパワーを発揮する。コレステロール値を下げるタンパク質、脳を活性化するコリン、皮膚を若々しく保つビタミンE、肌のうるおいを高めるレシチンやリノール酸、女性ホルモンと同じような働きをして、骨粗鬆症を防いだり、肌のはりを保ったりする大豆イソフラボンなど、数えきれないほどの栄養がある。**晩ごはんで、豆乳を利用したスープ、ドリンクを飲んで眠れば、夜中に活躍する成長ホルモンの助けを借りて、翌日には、つやつやの肌で朝を迎えられる。**

納豆…大豆の加工品なので、栄養は豆腐、豆乳と同じものがある。納豆は、大豆を発酵させて作るので、発酵によって、大豆のタンパク質が、さらに消化吸収されやすくなる。また、独特のナットウキナーゼという酵素が血管内のドロドロを溶かしてくれるので、中性脂肪値やコレステロール値の高い人には欠かせない食べ物。納豆のねばねばは、ムチンという成分で、胃の粘膜を守り、肝臓、腎臓の機能を高めるので、疲労の続く時や、ストレスの多い時などに食べると体力が回復する。**ねぎや青じそ、のりなどを薬味として添えることで、納豆に不足するビタミンAとEを補うことができる。**また、ナットウキナーゼは熱に弱いので、納豆は生で食べる。中性脂肪の多い人が、晩ごはんで納豆を食べると、夜中、成長ホルモンの力を借りて、血管の中の血栓を溶かす働きをナットウキナーゼがしてくれる。

●そら豆を食べれば、むくみが取れて、小顔になれる

大豆…「畑の肉」と呼ばれるほどだから、栄養は豊富。特に、体脂肪を減らす大豆サポニンを多く含んでいるので、ダイエットに役立つ。消化があまりよくないので、**よく煮込んで食べる。**

枝豆…大豆の未熟豆。タンパク質、ビタミンA、ビタミンB_1、ビタミンB_2、ビタミンC、カルシウム、食物繊維と、重要な栄養をすべて含んでいるのは、枝豆が豆と野菜の両方の栄養を備えているから。また、枝豆のタンパク質には、アルコールの分解を助ける性質がある。

お酒のつまみに枝豆を食べれば、おいしいだけでなく、肝臓への負担を軽くできる。

そら豆……そら豆を食べるとむくみが取れる、とよくいわれるように、カリウムを多く含んでいて、利尿作用がある。**塩分をとりすぎた後などにそら豆を食べると、むくみが速く引く。**豊富なビタミンB_2のおかげで、体脂肪の燃焼を促進してくれる食べ物でもある。

ごま…小さくても、1粒の中に、がん予防、老化防止、コレステロール値低下などのすごいパワーを持つ。特に、活性酸素を除去する力が強いので、身体がさびつくのを防いでくれ、肌の健康になくてはならない。皮つきのままでは、消化吸収率が悪いので、つぶしたり、すったりして使う。**毎日小さじ1ずつ食べ続ければ、健康、美肌ともに効果が出る。**黒ごま、茶ごま、白ごまなどがあるが、効力の強いのは黒ごま。

●貝類には、肌の血行をよくして、透明感を増す効果あり

赤貝…疲れやだるさを感じる時に赤貝を食べると、回復が速い。良質のタンパク質、ビタミンA、ビタミンB群、葉酸、カリウム、鉄、亜鉛、タウリンなど、疲労回復に役立つ成分が余すところなく含まれている。一般に貝類は「海のエキス」とも呼ばれ、海水中の貴重なミネラルがたっぷり含まれている。赤貝は、吸収率のよい鉄が多いので、貧血に効果がある。また顔色がさえず、化粧ののりの悪い時にも、赤貝など貝類を食べれば改善される。

あさり…タンパク質は多くないが、タウリンという成分を多く含んでいる。タウリンは、血

液中のコレステロール値を下げたり、肝臓の解毒作用を強くする働きがあるので、お酒を飲んだり、ストレスが続いた時、疲労感がある時など、晩ごはんであさりを使った料理を食べると、夜のうちに不調な部分が改善される。特に、アルコールによって体調不良になっている時には、あさりとごまを使った料理がおすすめ。ごまのセサミンとあさりのタウリンで、肝臓の機能がよみがえる。**昆布と水と缶詰のあさりを汁ごと使って作ったスープに、青じそ、ねぎなどの薬味を散らして、すりごまをたっぷりふりかけると効果大。**

あじ…タウリンが、他の魚より多く含まれる。疲労回復に効果のあるビタミンB_1、脂肪の代謝をよくして、体脂肪をつくりにくくするビタミンB_2、血液をつくるのに役立つビタミンB_{12}なども豊富。**あじに酢を加えた料理を晩ごはんで食べれば、疲れが取れる。**

あなご…肌のかさつきや吹き出物などのトラブルを防ぐビタミンA、肌の老化を防ぐビタミンEを多く含む。魚に含まれるビタミンAは、レチノールといわれるもので、特にしわの予防に効果的な成分。

●高カロリーでも、美肌のために、うなぎは欠かせない

いか…低脂肪、低カロリー、高タンパク質のダイエット向きな食べ物。コレステロール値が高いという印象があるが、コレステロール値を下げるタウリンやベタインも豊富に含まれるので、普通に食べる分には心配はない。タウリンやベタインは、肝機能をアップしてくれる。いかをお酒のつまみにすると、肝臓の

疲労が抑えられる。また、新陳代謝を活発にする亜鉛や、ナイアシン、高血圧に効果的なカリウムも多い。いかは、晩ごはんの時に食べれば、さまざまな働きをしてくれる優秀な食べ物といえる。

いくら…肌を若返らせたり、髪をつやつやにするシスティンが多い。抗酸化作用の強いビタミンEも多いので、システィンとの相互作用で、肌、髪の老化防止に威力を発揮する。塩蔵してあるため、塩分が多いので、いか、ひじきなど塩分を体外に排出してくれるカリウムの多い食品と一緒に食べる。また、いくらには、コレステロールも多い。**食物繊維の豊富な海藻類と一緒に食べれば、**海藻のぬるぬる成分が、コレステロールの体内への吸収を防いでくれる。

いわし…いわしのタンパク質は、血圧を上げるホルモンを抑えてくれる。カルシウムとビタミンDの両方を多く含んでいるので、骨を強くし、骨粗鬆症を予防する。

海老…高タンパク質。コレステロール値を下げたり、肝機能を高める成分もある。アンチエイジングに役立つミネラルのセレン、皮膚の新陳代謝を活発にしたり、はりを持たせるコラーゲンも高濃度に含んでいるので、晩ごはんの時に食べると、眠っている間に、肌の若返りが期待できる。

うなぎ…カロリーが高いのが難点だが、肌の味方ビタミンAが圧倒的に多いので、晩ごはんの時に食べると、翌朝、肌のはりがよみがえる。うな丼にすると、ますます高カロリーになるので、**だし巻き卵に巻いたり、きゅうりやわかめと一緒に三杯酢であえたりして低カロリーの調理を工夫する。**

●かれいのえんがわには、貴重な天然コラーゲンがたっぷり

カキ…貝類は、全般的に低脂肪で、カキも100グラムが約60キロカロリーしかない。ただし、カキフライにすると、約350キロカロリーになってしまう。**ダイエット中は、軽く焼いてレモンで食べたり、野菜炒めの具にしたりする。**「海のミルク」と呼ばれるほど、さまざまな栄養に恵まれているのもカキの特徴。ビタミン類、ミネラル類、タンパク質が多いが、細胞を若返らせる抗酸化物質のセレン、ビタミンEも含み、肌のトラブルと肝臓の疲れを解決してくれる。疲労がたまった時にカキを食べると、効力が実感できる。レモンや酢が、ミネラルの吸収率を高めてくれる。

かつお…筋肉や臓器をつくる貴重なタンパク質が多い。かつおの栄養価はレバーに匹敵するほど。ビタミンA、ビタミンB群、ビタミンD、鉄、カルシウムなど特に女性に必要な栄養が豊富。鉄は、血合いの部分に含まれている。かつお節には、生のかつお3倍分のタンパク質が凝縮されている。

かれい…脂肪が少なく、良質のタンパク質が多い。ひれのつけ根の「えんがわ」と呼ばれる部分には、コラーゲンがたっぷり含まれている。コラーゲンは、肌のはりや柔軟性を保ち、老化をストップさせてくれる。肌の調子が悪い時におすすめ。

きす…脂肪が少なく、バランスのよいタンパク質が豊富で、ダイエット向きの魚。カリウムも多いので、血圧を下げる役目をする。

金目鯛…精神を安定させるマグネシウムやイラ

イラを解消するカルシウムが豊富なので、ストレスの続いた時に食べると、気分が楽になる。

さけ…さけの赤い色は、アスタキサンチンという強力な抗酸化物質。活性酸素を除去し、免疫力を高めて、がん、動脈硬化、老化などを予防する。皮膚を美しく保ちたいなら核酸が有効だが、さけにはいわし、さばに次いで3番目に核酸が多く含まれる。血行をよくして肩こりや偏頭痛を解消するビタミンEも豊富。

さば…良質のタンパク質とビタミンB_2、ビタミンDが豊富。口内炎や口のまわりのぶつぶつに悩まされるのはビタミンB_2不足。このビタミンB_2を魚の中で一番多く含むのがさば。特にさばの皮の中にある。

●美肌効果が抜群のレチノールは、さんまの内臓にある!

さんま…良質のタンパク質、ビタミン類、カリウム、タウリン、カルシウムなど栄養の宝庫といえる。ビタミンB_{12}は「赤いビタミン」とも呼ばれ、造血に関わるが、動物性食品の中にしか含まれない。魚の中で、このビタミンB_{12}を最も多く含んでいるのがさんま。肌のしわを目立たなくさせ、皮膚を生き生きさせるレチノールも豊富だが、これは内臓に入っている。**内臓は苦みがあるが、さんまを塩焼きにし、内臓にレモンをたっぷりかけると食べやすく、美肌効果が期待できる。**

しじみ…しじみは肝臓によい、といわれるだけあって、肝機能を促進するグリコーゲンやメチオニン、タウリンなどが豊富に含まれている。タンパク質も、バランスのよい良質なもので、消化吸収がよい。**お酒を飲んだ次の日、しじみ汁と梅干しを一緒に食べる**と、梅干しのピクリン酸との相乗効果で、肝臓の働きを強化するので、アルコールを速く体外に排出してくれる。

ししゃも…いわしの約5倍のカルシウムがある。ビタミンEの含有量も魚の中で突出して多く、血管や肌の老化防止に役立つ。

しらす干し…しらす干し、じゃこは、かたくちいわしの稚魚を干して作る。カルシウムとビタミンDの両方が多い。

鯛…脂肪が少なく、カロリーも低いのでダイエット向き。消化がよい。高血圧の改善が期待できる。「腐っても鯛」といわれるのは、時間が経っても、うまみ成分のイノシン酸が分解されにくいため、味が落ちないところからきている。

たこ…脂肪が少なく低カロリーで、タンパク質が多いので、ダイエット中におすすめの食材。血液中の中性脂肪、コレステロール値を減らす役割をするタウリンも豊富に含まれる。タウリンをとると、肝臓の解毒作用が強くなるので、悪酔いを予防してくれる。また疲れた肝臓細胞の再生に強い力を発揮する。

たら…ダイエット食として最適のタンパク質を含んでいる。身には脂肪がほとんどないので、体重を落としたい人や、糖尿病の人も安心して食べられる。また、肝油の原料にもなるたらの肝臓には、風邪、結核などに効き目のあるビタミンA、ビタミンDが豊富。

たらこ…すけとうだらの卵巣がたらこ。ビタミンAやビタミンB群が豊富で、肌や内臓器官のアンチエイジングに効果があるが、食べすぎると、塩分オーバーになる。

●はまぐりは、低カロリーで血液さらさら効果もあるダイエットの強い味方

はまぐり…鉄やカルシウムなどのミネラルが豊富。ビタミンB_2も多く、貧血に効果がある。血液中のコレステロールや中性脂肪を減らしてくれるので、ダイエット効果も期待できる。

ひらめ…タンパク質が豊富で脂肪分が少なく低カロリー。ダイエットに好都合な魚。肌の健康維持に欠かせないビタミン類が多い。また、**ひれのつけ根の「えんがわ」**には、肌の若さを保つコラーゲンが豊富に含まれている。

ぶり…ぶりは、こってりおいしいだけあって脂肪分が多く高カロリー。ただし、脂肪もコレステロールや中性脂肪を減らしてくれるEPAやDHAなので、健康に役立つが、カロリーの高いのが困りもの。**晩ごはんの時に食べるなら、少しだけにする。**

まぐろ…赤身には、特にタンパク質が多く、魚の中でトップの含有率を誇る。しかも、低脂肪なので減量中の人のタンパク源として最適。抗酸化作用が強く、細胞がさびるのを防ぎ、肌や内臓の老化をストップさせるセレンが豊富に含まれる。

ほたて…低脂肪で高タンパクなので、ダイエット向き。ビタミン類、ミネラル類もバランスがとれていて、糖分、脂肪を効率的にエネルギーに変えてくれるので、一緒に食べたものが体脂肪になりにくい。貧血を予防する鉄、髪の健康を保つ亜鉛、血圧を調整するカリウム、老化防止に役立つセレンなど豊富な栄養に富む。

牛肉…素晴らしくバランスのよいタンパク質を含んでいるので、**晩ごはんの時に食べると、健康、美容に効果があるが、食べる部位に注意が必要。**肩の赤肉、ももの赤肉、外ももの赤肉、ヒレなどを50グラムくらい食べるのなら、カロリーは100キロカロリー前後に抑えられるので安心。

豚肉…豚肉は、全般的に牛肉よりカロリーが低めなので、ダイエット中、どうしても肉が食べたい時には、豚肉を選んだほうが安心して食べられる。タンパク質は非常に良質で、特にヒレ、もも、ロースに多い。糖分を分解して体脂肪になりにくくしてくれるビタミンB_1は、牛肉に比べて約10倍あり、ヒレの部分に多い。**ダイエット中は、慎重に脂身を避けて食べるようにする。**

鶏肉…高タンパク、低脂肪、低カロリーなので効率的にダイエットを助けてくれる。カロリーでいえば、もも肉の皮なしが魚の紅ざけと大体同じ。胸肉の皮なしなら、紅ざけよりも低い。ささみなら、100グラムが105キロカロリーしかない。晩ごはんで食べても心配ないが、鶏肉を唐揚げなど油料理にしてしまうと、カロリーがぐんとアップするので料理法には要注意。

●肌のつやが心配な時、卵とオリーブオイルで一気に解決

レバー…栄養的には、牛、豚、鶏のレバーはほぼ同じ。肌を健康にするビタミンAがずば抜けて多く、にんじんの約10倍。ビタミンAのことを考えただけでも、晩ごはんの時に食べて、疲れた肌や内臓を修繕してもらいたいと

ころだが、ビタミンAはとりすぎるとかえって健康を阻むので、**週に1度たっぷり食べるか、毎日少しずつ食べるようにする。**

卵…ビタミンC以外のすべてを含んでいる素晴らしい食品。「若返りのビタミン」と呼ばれるビタミンEも多く、老化や糖尿病の予防に役立つ。また細胞の活動を活発にして、新陳代謝を促す良質のタンパク質も豊富なので、特にタンパク質を制限されていないなら毎日1個は食べたほうが、健康、美容の力になってくれる。疲労や睡眠不足で、肌につやがなくなった時、**半熟ゆで卵にビタミンEの多いオリーブオイルを1滴たらして食べれば、翌朝肌のつやがよみがえる。**

チーズ…ワインのつまみにチーズはおいしいが、脂肪が多いので、夜食べると翌朝は体重が増える。チーズは良質なタンパク質をたっぷり含むが、**ダイエット中、夜食べるならカテージチーズに限る。**

晩ごはんのための、
主に身体を修繕する食べ物　その2

低カロリーの海藻類、きのこ類

●わかめ、ひじきは、低カロリーで、若返りの栄養が満点

ひじき…ほうれん草の約27倍の鉄を含んでいるところがひじきの強み。**ひじきとじゃがいもをそれぞれゆで、ノンオイルの青じそドレッシングとカロリー8分の1のノンオイルマヨネーズであえて、ひじきポテトサラダにする**

など、ビタミンCの豊富な野菜と一緒に食べると吸収がよくなる。また、大腸がんを予防し、高血圧、動脈硬化の改善によいといわれるアルギン酸が多いのも特徴。

わかめ…「若返りの妙薬」といわれるほど優れた栄養に富む。全身の新陳代謝を活発にするヨウ素、血管の老化を防ぐアルギン酸、骨の老化を防ぐカルシウム、肌の若返り効果を持つビタミンAなどが総合的に働いて、アンチエイジングに一役買ってくれる。ヨウ素は、油と一緒に食べると吸収率が上がるので、**わかめをみそ汁に入れる場合は、サラダオイルを1滴加える。**

のり…のりはローカロリーなのに、驚くほど栄養は豊富。肌の健康になくてはならないビタミンAも多いし、良質のタンパク質、カルシウム、鉄、食物繊維も含まれる。美肌効果、骨の強化、ダイエットの助け、貧血予防などにのりがパワーを発揮する。

昆布…昆布の特徴は、水につけたときのぬるぬる成分。これは、食物繊維の一種アルギン酸で、余分なコレステロール、塩分などを体外に排出してくれ、便秘を治す効果もある。

●超低カロリーのきのこ類で、ダイエットと強力ながん予防!

えのきたけ…えのきたけを常食している人は、胃がん、直腸がんなどで死亡する率が低い、といわれる。免疫力を高めて、がん細胞の増殖を妨げる働きがある。食物繊維も豊富なので、便秘の改善に役立つ。

きくらげ…鉄とカルシウムの含有量が他のきのこより際立って多い。食物繊維も豊富。きのこ類は、ほとんどカロリーがないので、ダイエット中は、毎晩、何らかのきのこをメニューに加えると、ダイエットが楽に進む。その場合、**多量の油脂を使った料理を避け、だし汁で煮たり、スープの具にしたりする。**

しめじ…アミノ酸が多く、独特のうまみがある。ローカロリーで食物繊維が豊富、体脂肪の燃焼効果のあるビタミンB_2も多いダイエット最適食品。しめじは、扱いやすい食べ物でもある。**器にしめじとツナをのせ、ラップして電子レンジで2分ほど加熱。熱々のところに、ポン酢しょうゆをたらせば、タンパク質の豊富な低カロリーダイエットメニューができあがる。**

しいたけ…超低カロリー、食物繊維、豊富なビタミン類など、きのこ類の強み以外に、しいたけにしかない2つの貴重な成分がある。その2つの成分によって、強力な高血圧改善効果と抗がん力を発揮する。ビタミンDも多いので、骨や歯の健康が心配な人に、しいたけは有効。

まいたけ…体脂肪の燃焼に役立つビタミンB_2の量が、きのこ類の中でトップクラス。低下した免疫機能を高める成分も多いので、頻繁にまいたけを食べると、病気知らずの身体になれる。ほとんどカロリーがないので、ダイエット中は毎日でも食べたほうがいい。**しめじ、しいたけ、まいたけ、えのきたけなどを一口サイズにカットし、塩、こしょうして電子レンジで加熱。やわらかくなったところにオリーブオイルを一滴とレモン汁をたらすだけで、カロリーオフのおいしいイタリア風オードブルができる。**

晩ごはんのための、
主に身体を修繕する食べ物　その3

太らなくて、美肌をつくる野菜

●かぶは、白い部分より葉のほうにビタミンCが多い

オクラ…ねばねば成分が、一緒に食べたものの体内への吸収を遅らせて、体脂肪になりにくくしてくれる。ダイエットの強い味方。

かぼちゃ…野菜はどんなに食べても太らないが、かぼちゃは例外。カロリーが高いので、晩ごはんの時に好きなだけ食べれば、翌朝太る。

しかし、かぼちゃはビタミンA、ビタミンC、ビタミンEが3つ揃った「美容ビタミン」を持っているので、晩ごはん時に、少しずつ食べれば、だんだん肌の調子がよくなってくる。かぼちゃを作りおきしておくと便利（作り方は247ページ）。また、この美容ビタミンは抗酸化作用が強いので、がん予防にもなる。

かぶ…かぶは、白い根の部分にも、緑色の葉の部分にも、それぞれ違った大切な栄養がたっぷりある。白い部分は、消化酵素のジアスターゼが含まれ、胃腸を守る。葉の部分は、美肌をつくるビタミンCの含有量がずば抜けて多い。ただし、あまり長時間加熱すると、ビタミンCが失われるので、**さっとゆでてかつおだしのおひたしにするか、細かく刻んで塩昆布と混ぜ、やっこ豆腐の薬味にしたりする。**目の疲れを改善してくれるベータカロテンも多い。根の部分も、加熱すると消化酵素の効力がなくなるので、皮つきのまま、作りおき

のピクルス（作り方は268ページ）などにして、**なるべく生《なま》のまま食べる。**

カリフラワー…カリフラワーのビタミンCは、加熱しても壊れにくいので、肌にトラブルのある時など、毎晩、少しずつ食べるようにする。ビタミンCだけでなく、B_1やB_2、カリウム、食物繊維も多く優秀な野菜。あっさり味なので、ゆでてカレースープの具にしたり、小口にカットしてキムチに混ぜたりすると歯ざわりもよく、おいしい。

キャベツ…ビタミン類、ミネラル類など栄養が多いが、ビタミンUとビタミンKを含んでいるのがキャベツの強み。ビタミンUは、キャベジンという成分で、胃の粘膜を守って胃《い》潰《かい》瘍《よう》や十二指腸潰瘍になるのを防いでくれる。ビタミンKは、出血した時に血液を固める凝固作用や、骨を健康にする成分。また、ビタミンCも多い。ビタミンCが多いのは、レッドキャベツ、グリーンボール、キャベツの順。キャベツの芯には、葉以上にビタミンCが多い。熱に弱いので、なるべく生で食べたい。

●ぬか漬けのきゅうりは、だるさを吹き飛ばしてくれる

きゅうり…利尿作用が強いのがきゅうりの特徴。きゅうりには、ビタミンCを破壊する成分があるため、他の野菜や果物と一緒にジュースなどにすると、ビタミンCが失われてしまう。これはきゅうりを使う時に酢を加えることで解決できる。ビタミンB_1が不足すると、身体がだるくなるが、きゅうりにはビタミンB_1がある。**きゅうりをぬか漬けにすると、このビタミンB_1が8倍に増える。**

グリーンアスパラガス…オリゴ糖があるので、腸内のビフィズス菌を増やして、腸を元気にし、免疫力をつけてくれる。アスパラギン酸という独特のアミノ酸が含まれるが、これによって新陳代謝が活発になり、体内の修繕も進むので、**晩ごはんの時には、意識して食べたほうがよい。**また、肌にうるおいとはりをもたらすビタミンAとビタミンC、肌に透明感を与えるビタミンEの美容ビタミンが揃っているので、肌トラブルがある時には、いっそうの効果を実感できる。

グリーンピース…パワフルな栄養を備えた完璧な野菜。新陳代謝を活発にし、美肌づくりにも一役買い、肝臓に脂肪がたまるのも防ぐ。他には、脳の働きを高め、記憶力の低下を防ぐ作用もあり、コレステロール値を下げたり、動脈硬化の予防にも役立つ。食物繊維も豊富。缶詰のものにはビタミンCがないので、旬の季節に意識して食べるように。むいてあるものは、皮が硬い。なるべくさやつきのものを買うとおいしい。

クレソン…独特のほろ苦さの成分が、消化を助け、胃もたれを防止する。血液が動物性脂肪などによって酸化するのを防ぐ役目もするので、クレソンはステーキのつけあわせにされる。**肉を食べる時に、クレソンを食べれば、酸化が食い止められるし、胃が重くなることもない。**鉄、カリウム、リンなどのミネラルが少しのクレソンで補えるので、**オムレツや焼き鳥などのメニューを作る時、少々添える**と、晩ごはん全体の栄養バランスがよくなる。

●小松菜をお腹いっぱい食べて、美肌づくりに素晴らしい効果

ごぼう…食物繊維の代表のような野菜。3種類の食物繊維を含んでいる。腸の調子を向上させ、コレステロールや余分な脂肪を排出させる役目、大腸がんを予防する役目、血糖値の急な上昇を邪魔して、体脂肪をつくりにくくする役目などを全部持っている。頑固な便秘も、ごぼうパワーで解決。ただし、食物繊維は、同じものをとり続けると、効き目が悪くなる。便秘の悩みのある人は、同じ食べ物の食物繊維をとり続けないで、さまざまな食べ物から食物繊維をとれば効果あり。

小松菜…カルシウムが多く、ほうれん草の約3・5倍あるので、骨粗鬆症予防、ストレス解消などに最適な野菜。また、豊富なベータカロテンとビタミンCの相乗効果で、美肌づくり、目やのどの粘膜の保護、免疫力向上などに役立ってくれる。がん予防に効果ある成分もたくさん含んでいる。アクが少なく、ゆでずに食べられるので、いろいろな料理に使える。**フライパンに、食べやすくカットした小松菜を敷き、その上に、やっこに切った木綿豆腐を並べ、あさりのむき身か缶詰のあさりをのせ、酒少々とめんつゆをかけてふたをする。5分ほど蒸し煮にすると、疲労回復、美肌に効果のあるおいしい煮びたしが簡単にできる。**小松菜は、買ってから1日おくと、ビタミンCが30%失われる。その日のうちに料理することが大事。**小松菜とレバーを炒めれば、花粉症などのアレルギーが軽くなる。**

青じそ…強い抗酸化作用を持つので、身体のさびつきを解消してくれる。薬味としてだけでなく、野菜としてもっと多く食べると、内臓の健康、肌の健康が増す。**お刺身を食べる時、**

青じそを別に買い、お刺身を1切れずつ青じそで巻いて食べると、翌朝、透明感のある肌が期待できる。

春菊…不眠で悩まされている時に春菊を食べると、自律神経に作用するので楽になる。また、胃腸の調子が悪い時にも、すっきりさせてくれる。粘膜を守るベータカロテンが非常に多いので、風邪気味でのどが痛い時など、**温かい湯豆腐にたっぷりの春菊を入れて食べれば、のどの痛みが軽くなる。**

●案外低カロリーのじゃがいもは、油で料理しないのがダイエットのコツ!

じゃがいも…ビタミンCが多いので「畑のりんご」と呼ばれる。いも類の中では、カロリーが低く、さつまいもの約半分。晩ごはんの時に食べても大丈夫だが、たくさん食べれば翌朝太る。じゃがいもを食べる時には、油で料理しないことがポイント。油で料理すると後を引いて、つい食べすぎる。**グラタン皿に、レンジで柔らかくしたじゃがいもをスライスして入れる。その上に刻んだハムをのせる。豆乳と小麦粉少しと卵と粉末コンソメをよく混ぜ合わせたものを上にかけ、生チーズを少しのせてオーブントースターで焼けば、低カロリーで簡単なポテトグラタンができる。塩、こしょう、タバスコで好みの味にする。**

セロリ…キャベツと同じビタミンUがあるので、胃の健康のためによい。肌がカサカサしてきたら、セロリをスティックにして、いろいろなディップで食べると解消する。**みそとすりごまとオリーブオイル少々を混ぜたもの、ノンオイルのマヨネーズにゆずこしょうを加え**

たもの、完熟のトマトをつぶして粉末のコンソメで味をつけタバスコを加えたもの、などお好みのディップで楽しむ。

大根…さまざまな消化酵素を持っているので、胃腸がおかしいと思ったら、とりあえず大根を生で食べれば、たちまち解消する。焼き魚に大根おろしがついている。これは消化を助けるためもあるが、焼き魚の焦げに含まれる発がん性物質を、大根の消化酵素が分解して無毒にするための知恵。大根はビタミン類、ミネラル類が豊富で、超低カロリーだから**ダイエット中は毎晩でも食べたほうがよい。**かぶと同様に、葉にも栄養がたっぷりなので、捨てずに活用する。**市販の浅漬けの素やピクルスの素に浸して冷蔵庫に入れておけば、**いつでも食べられる。また、切り干し大根は、生の大根よりぐんと栄養価が高い。ビタミンB_1は約16倍、カルシウムは約22倍、カリウムは約14倍、マグネシウムは約17倍、鉄は約48倍もある。**切り干し大根をさっと洗い、水で柔らかく戻して、よくしぼったら全体にレモン汁をかけておく。赤身の牛肉を細く切ったものと、スライスしたたまねぎ、もやしに塩、こしょうして手早く炒め、焼き肉のたれのような濃い味のソースをからめる。そこに、切り干し大根を加えてあえると、カロリーは低いのに、こってりした焼き肉風味が楽しめる切り干し大根入り牛肉炒めができあがる。**お腹がいっぱいになるが、太る心配はない。

●たまねぎは、生か、さっと火を通して食べると、血液さらさら効果が!

たまねぎ…甘みがあるだけあって、野菜の中では糖分が多く、カロリーも高い。が、一般的な食べ方なら太ることはない。たまねぎは、血液をさらさらにすることで知られる。ナイフで切ると鼻にツンとくる刺激成分に、血栓をできにくくしたり、血栓を溶かす働きがあるからだ。ただし、この働きは、長時間加熱すると効果が少なくなるので、生で食べるか、さっと火を通す調理法が向いている。**薄い輪切りにし、市販の唐揚げ粉をまぶして少々のサラダオイルで両面焼き、熱々のところにレモン汁をかけて食べると、たまねぎの甘みが引き出されておいしい。**たまねぎは、長時間水にさらすと、血栓を溶かす成分が外に溶け出してしまう。精神を安定させる鎮静作用もこの成分にあるので、イライラして落ち着かない時など、みじん切りにして、そばにおくと、気持ちが落ち着くといわれる。

たけのこ…カリウムの多さは野菜の中でトップクラス。血圧に悩みのある人にはうってつけの食べ物。食物繊維も特に多いので、便秘解消に役立つ。カロリーは野菜としては多いほうだが、普通の食べ方なら心配いらない。

トマト…ダイエット中の人、美容を気にする人は、トマトを1日に、少なくとも1個は食べたほうがいい。ビタミンCの量が多く、トマトを2個食べれば、1日に必要なビタミンCがとれるといわれるほど。「トマトが赤くなると、医者が青くなる」ということわざがあるが、トマトには、血液をさらさらにして動脈硬化やがんを防ぎ、美肌にも老化予防にも効果があって、医者いらずの健康な身体づくりに役立ってくれる。トマトの赤い色の成分、リコペンにも素晴らしい働きがある。リコペンには、ベータカロテンやビタミンEなどの何倍もの抗酸化能力があり、ほとんどのがんの予防、内臓の老化予防、皮膚や髪の老化予防に効果があるといわれている。**オリーブオイル少々とレモン汁をふりかけて生で食べれば、ビタミンCも失わず、体内への吸収もぐんとよくなる。**

なす…紫色の皮に、ブルーベリーと同じような抗酸化作用の成分があるので、アンチエイジングの役に立つ。また、目や肝臓にトラブルがある人も、なすを皮ごと食べると効果的。なすは油を吸収しやすいので、ダイエット中は、油料理を避ける。**なすを皮のまま一口大に切り、薄いかつおだし汁で、鶏ひき肉の団子と一緒に煮ると、低カロリーなのに、鶏肉の脂肪がほどよくからんでおいしい一品ができる。**

にら…たまねぎと同じような血液をさらさらにする成分がある。にらは、豚肉と料理されることが多いが、この2つの組み合わせは、特に疲労回復に効果がある。ビタミンAもたっぷりあるので、肌のためを思うなら、頻繁に食べるとよい。

●肌や目が乾燥したら、にんじんで即解決!

ねぎ…ねぎの緑色の部分を捨てる人が多いが、肌によい成分は、緑色の部分に含まれている。細かく刻んでオムレツの具にしたり、汁物の薬味として利用する。ねぎには、たまねぎと同じ成分があり、血液のさらさら効果、疲労回復、体脂肪をつくりにくくする効果もある。また、独特のネギオールという成分には、風邪のウイルスに対抗する殺菌作用、発汗作用、解熱作用などがある。風邪気味の時には、**ねぎの白い部分を刻んで熱湯に浸し、しょうが汁をしぼって飲んだり、ねぎを使った炒め物などを食べると、風邪を撃退できる。**

にんじん…カロテンは、抗酸化成分の1つ。身体の活性酸素をやっつけて細胞が老化するのを防いでくれる大切な成分なので、カロテンの多いものを食べるのはアンチエイジングの基本。にんじんには、このカロテンがずば抜けて多い。それもそのはず、カロテンというネーミングは、キャロット(にんじんの意)からきている。カロテンは、体内に入るとビタミンAに変わる。ビタミンAが不足すると、目が乾く、肌がかさつく、のどがひりひりするなどの症状が出る。にんじんをゆでたり、煮たりして作りおき(作り方は266ページ)しておつまみの感覚で毎日少し食べるだけで、肌の乾燥などが改善できる。にんじんは生で食べると、一緒に食べたもののビタミンCを破壊するので、酢のきいたドレッシングをかける。にんじんを脂肪と一緒に食べると吸収がよくなる。例えば、**豆乳に中華だしの素を加えたもので、にんじんをコトコト煮ると、適度な脂肪がきいて、こってりしたクリーム煮ができる。**にんじんを半本食べれば1日に必要なビタミンAのすべてが足りる。

にんにく…にんにくのにおい成分が、ビタミンB_1と結びつくと強力なスタミナ力を発揮する。そこで、ビタミンB_1の代表のような豚肉とにんにくを料理したものがスタミナ料理と呼ばれるようになった。が、にんにく自体にも豊富なビタミンB_1があるので、にんにくを食べさえすれば、元気が出るということになる。しかも、におい成分とビタミンB_1との結合でできたスタミナは、身体の中に長い間とどまるので、疲労回復の効果がはっきり実感できる。にんにくには他にも特殊な成分がある。その成分は、新陳代謝を活発にして、食べたものを完全に燃焼させエネルギーに変えてくれるので、元気が出ると同時に、体脂肪をつくりにくくしてくれる。生で食べるなら1日1片。火を通すなら1日3片。晩ごはんの時に習慣的に食べれば、一緒に食べたものが体脂肪になりにくい。にんにくは、ダイエットになくてはならない食べ物だ。

●赤ピーマンは、普通のピーマンより甘くて、ビタミンCは約2倍

ピーマン…美容の味方、ビタミンCが非常に多い。ビタミンCは、加熱に弱いが、ピーマンのビタミンCは、加熱に強いのが特徴。**さっとゆでてスライスし、おかかとおろししょうがをのせ、めんつゆにレモン汁とごま油を一滴落とした手作りドレッシングをかけて和風ホットサラダのようにすれば、いくらでも食べられる。**ストレスがたまった時や風邪気味の時など、ビタミンCをたくさん食べれば食べるほど体調不良を撃退できるのでおすすめ。油で炒めると、油を多く吸うのでダイエット中は、ゆでたり、生で食べるほうがよい。普通の緑のピーマンより、だいだい色、黄色、赤色のほうが甘みがあって食べやすい。特に赤ピーマンは、普通のピーマンに比べ、ビタミンCが2倍以上ある。

ブロッコリー…ブロッコリーにもビタミンCが多く、レモンの2倍、白菜の6倍あるが、たっぷりの湯でゆでると半分以下に減ってしま

う。ビタミンCを逃がさない調理法は、**中華鍋に大さじ2~3ほどの少ない湯を入れて沸騰させ、洗って小さな房に分けたブロッコリーと塩少々を入れ、ふたをして蒸し煮にする。1分ほどした頃、スライスしたたまねぎや、きのこ類などを加え、ブロッコリーから出た水分をそれらの野菜に吸わせてしまう。全体に火が通りかけた頃、ハムや、鶏肉などを入れ、よく炒め、酒、塩、こしょう、コンソメなどで味を調え、最後にごま油をたらせば、野菜類の水分を利用した栄養たっぷりの炒め物ができる。**ブロッコリーには、抗酸化作用のとても強い成分もあり、肌の衰えをカバーしてくれる。1日に4~5房食べるようにすれば、がん予防、肌の老化予防、目やのどの乾燥予防などに効果がある。

ほうれん草…カロテン、ビタミンCが多く、この2つの効果で、肌荒れの回復に強い力を発揮してくれる。風邪を引きにくい体質をつくったり、がん予防にも効果がある。ごまやナッツ類と一緒に食べれば、完全な美容ビタミンが揃う。**熱湯でさっとゆで、水で軽く洗ってしぼり、ざく切りにして、しゃぶしゃぶ用のごまだれをかける。その上に、スライスアーモンドとしらすを散らすと、美容ビタミンたっぷりの簡単なごまびたしができる。**

●もやしは、シャキシャキ感が満腹感を誘うダイエットの友

もやし…良質のタンパク質や、ビタミンC、ミネラル類を豊富に含む野菜の優等生。特に、ダイエットしたい人にとっては好都合な食べ物。歯ごたえのあるシャキシャキ感が満腹感

を誘うので、つい食べすぎた日の晩ごはんを「もやしナイト」にして、もやしをたっぷり食べれば、次の朝の体重オーバーは避けられる。例えば、**ポリ袋にもやしを入れて電子レンジで2分ほど加熱。冷めた頃、水気をしぼって、いかそうめん、細く切った青じそ、松の実（砕いたピーナッツでも）と一緒にあえ、ポン酢しょうゆにオリーブオイルを1滴たらしたドレッシングで味つける。**いかそうめんのぬるぬる感と、もやしのシャキシャキ感が一体となって、するするのどに入っていく。**これに、煮卵**（作り方は258ページ）**入り豆乳のスープをカップ一杯飲めば、栄養も満点。**お腹いっぱい食べても低カロリーなので翌朝の体重減は保証される。

モロヘイヤ…昔、エジプトの王様がモロヘイヤのスープを飲んで重病を治したという伝説から「王様の野菜」と呼ばれる。むしろ、モロヘイヤは「野菜の王様」と呼んだほうがぴったりするくらい、さまざまな栄養素が多い。トップはカロテンで、にんじんより多い。また豊富なビタミン類が、食べたものの代謝を助けるので、元気の素をつくり、体脂肪になりにくくしてくれるのもダイエット中はうれしい。体調に自信がなくなった時、寝不足などで肌色がいまひとつさえない時など、モロヘイヤのビタミンパワーを借りれば、体重が増える心配もなく、体力が回復する。料理する時、モロヘイヤを先に洗うと、葉がくたっとなって扱いにくくなる。先に、全部の葉を茎から外し、その後、洗って、ペーパータオルなどできゅっと包み込むようにして水気を切ると、扱いが楽になる。**豆腐やきのこと一緒に炒めた後、水とコンソメなどを入れてス**

ープにする料理が一般的。他には、洗ったモロヘイヤときのことキムチを混ぜて少々のオイルで炒め、天ぷら粉を水で溶いたものを流し込んで焼くと、モロヘイヤ入りのチヂミができる。しょうゆ、みりん、酢、ごま油、ラー油を合わせたたれをつける。

こんにゃく…こんにゃくの97%は水分なのでカロリーはほとんどゼロ。ダイエットの最強の友、とばかりに、毎晩こんにゃくしか食べないと、たしかに体重は落ちるが、命も危なくなる。こんにゃくには、グルコマンナンという食物繊維があり、体内の老廃物や毒素を吸収して、体外に排出してくれる。つまり、体重調整と毒素排出の2つの働きをしてくれるのだから、その時の体調や体重の変化に合わせて上手に利用することがポイント。このところ高カロリーのメニューが続いたな、と思ったら、数日間続けて晩ごはんにこんにゃくメニューを取り入れるようにする。こんにゃくは、味がつきにくいので、こんにゃくそのものに味をつけるより、とろみのあるたれやソースをつけて食べるとおいしい。**こんにゃくを昆布だしで煮て、みそをだしで溶いたものをつけるとみそ田楽になるが、みその代わりに、マヨネーズ風味の調味料**（脂肪分ゼロ。カロリーは普通のマヨネーズの8分の1）**とウスターソースのミックスや、ピーナツみそや韓国料理のコチュジャンなどをつけるとひと味変わる。**あるいは、**こんにゃくと木綿豆腐を少々のコンソメで煮て、中華料理の素のレトルトを使って、温めた海老チリソース味、麻婆豆腐味のソースなどを上からとろりとかけるのも簡単でおいしくできる。**おなじみこんにゃくの炒り煮を作る場合は、**こんにゃく**

の片面に細かく切り込みを入れて２センチ角に切り、熱湯で４分ほどゆでた後、フライパンでから炒りする。かつおだしの素、しょうゆ、酒、みりん、七味唐辛子で味をつけるとよくしみる。

ダイエットに役立つミラクル調理法

なんちゃって調理法でがまん知らず

●ダイエット中に、豚カツなど揚げ物が食べたくなっても大丈夫！

ダイエット中に、食べたくなるメニューの１つが揚げ物。豚カツやフライなどは絶対ＮＧだと思っているかもしれないけれど、作り方次第で大丈夫！　豚カツの例で、以下に紹介するが、エビフライやカキフライも同じようにできるので、応用して。

①　豚カツなら、80グラムくらい（約１人前）のヒレ肉を薄く叩いてのばし、塩、こしょうしてほんの少々のオイルで両面を焼く。

②　その間に別のフライパンを熱し、サラダオイル小さじ１を入れる。そこへ、パン粉小さじ２を加え、炒める。フライパンを動かしながら炒めていると、パン粉がきつね色に変わるので、その後10秒くらいそのまま炒め続けると、さらにきつね色が濃くなって香ばしい香りがしてくる。

③　焼きあがったヒレ肉をお皿に並べ、こんがり焼きあがったパン粉を「肉の上に振りかける」。肉もパン粉も熱々だと、パン粉はしっかりと肉にくっついてくれる。

●ダイエット中に禁止のカレーも この調理法なら太る心配なし！

市販のカレールーにはダイエットの大敵、動物性脂肪がたっぷり使われているので、ダイエット中のカレーは本来禁止。

でも、この調理法なら、カロリーが低いので、ダイエット中でも大丈夫！ ぜひ覚えておいて。

①　4人分の材料は、じゃがいも中2個、たまねぎ中1個、にんじん中1本。油の少ない牛もも肉200グラム。

②　野菜を食べやすい大きさに切り、ひたひたの水に入れ、コンソメ1個を入れて火にかける。これで、野菜を炒める油をカット。

③　一口大に切った肉を野菜と一緒に鍋に入れ、アクを除きながら煮る。

④　市販のカレールーは1人分100キロカロリー以上なので使用禁止！ その代わりに、カレーパウダーを使用（私のお気に入りはハウス食品の「カレーパウダー調味料入り顆粒」）。カロリーは1人分が8キロカロリーちょっとなので、ダイエットには最適。

⑤　鍋に小麦粉大さじ5、カレーパウダー大さじ2を入れてよく混ぜ、そこに水カップ3を少しずつ加えて、泡だて器で攪拌《かくはん》しながら完全に溶かす。

⑥　小麦粉とカレーパウダーが水によく溶けたら、鍋を火にかけ焦げ付かないように木べらなどで混ぜながら中火で加熱。

⑦　表面がブツブツ泡立つまで煮て、全体にとろみがついたら、別の鍋で煮ておいた野菜、肉などを移し入れ、全体を混ぜ合わせてひと煮立ちさせればできあがり。

見た目、リッチな晩ごはんを食べ続けると、必ず瘦せます

まだまだ他にもありますが、すべての食べ物を書き尽くすことはできません。

要は、カロリーが高いけれどどうしても食べたいな、と思うものは、朝ごはんか昼ごはんの時に食べて、晩ごはんでは、タンパク質の多い食べ物と野菜を中心にして、脂肪と炭水化物をできるだけ避ければ、体脂肪になるはずがない！　ということなのです。

もう1つ大事なことは三食のバランスです。

朝、昼に比べて、晩ごはんを軽くすることを、必ず意識してください。

朝、昼少々食べすぎた！　と思っても、晩ごはんさえ軽めにすれば、挽回できますから！

細かいことを言えば、

朝、昼、晩で食べるカロリーの割合は、3.5：3.5：3が理想的だと思います。

あまりにもカロリーが少なく、見た目に貧弱な晩ごはんは、悲しくなって、欲求不満がたまり、長続きしません。

ダイエットを成功させたいと思ったら、〝見た目リッチ・お腹いっぱい・カロリーわずか〟の晩ごはんを食べることが一番の早道です。

何度も言いますが、カロリーが少ないことと、食べ物の量が少ないこととは同じではありません。「カロリーは少なくても、たくさん食べられる！」ということを絶対に忘れないでください。

きのこを例にとりますと、例えばまいたけ100グラムはたったの16キロカロリー。普通のパックに入っているのは、だいたい150グラムです。まいたけ1パックをフライパンでから炒りし、塩、こしょうして食べると、24キロカロリーになります。

私は、1日に大体1500キロカロリー食べますから、朝と昼は530キロカロリーくらい、晩ごはんでは440キロカロリーくらいの計算です。

例えば、晩ごはんの440キロカロリー分、全部まいたけを食べなければいけないとなると、なんと18パックも食べなくてはいけません。

18パックのまいたけ、ってすごい量です。

低カロリーだから、お腹いっぱい食べても痩せるのは、自然の法則！

もちろん、まいたけばかり18パックも食べるのは現実的ではありませんし、健康にもよくありません。

私が言いたいのは、晩ごはんを低カロリーにしてください、とお願いしたからといって、決してがっかりしないでください、ということなのです。

低カロリーでも、お腹いっぱい食べられるものはたくさんあるのですから！

それは、どんな食べ物？

という質問の答えになるのが、110ページにある「晩ごはんのための、主に身体を修繕する食べ物」なのです。

どれも低カロリーです。晩ごはんの時にお腹いっぱい食べても太らないばかりか、健康な身体になれて、美容効果も出てくる食べ物ばかりです。ここに書いてあるいろいろな食べ物の中から数種類選び、お好みのメニューに調理して、安心して食べてください。

少しずつ体重が減り、体脂肪率も減少していくのは、誰が考えても自然の法則です。

ちなみに、私が朝食べている530キロカロリーってどのくらいなのかを、お知らせしますと……。

8枚切りの胚芽パンを1枚に低糖ジャム。豆乳入りオムレツにハム。トマト1個を含むいろいろな野菜と海藻のサラダ。作りおきのにんじん、かぼちゃ、しいたけなどを少しずつ。まだまだ食べます。とにかく私の朝食は量も多いし、種類も多彩。朝はばっちり食べないと元気が出ませんから。こんなにたくさん食べても、大丈夫なのです。

食事の後3時間だけは、何も食べない習慣を！

私がなぜ、こんなにたくさんの朝ごはんを食べるかと言いますと、ある習慣を守るためなのです。

それは「食事の後、3時間は何も口に入れない」という習慣です。

食べたものは、食道から胃、小腸へ運ばれ、小腸から身体のあちらこちらに細胞を動かすための栄養素となって運ばれます。

何かを食べた後、大体3時間が経つと、この作業が終わり胃の中は再び空っぽになります。空っぽになった頃に次のものを食べると、それが、また胃に入り小腸に入って、同じ作業が繰り返されます。この作業がきちんと繰り返されると、食べたものは身体のあちらこちらで消費されるので、体脂肪となって貯蓄されることもないのです。

ところが、

食後3時間経っていないのに何かを食べると、

前に食べたものが胃の中にまだあるものだから、

身体はあわてて、

とにかく前に食べたものを

一時的にどこかにためておこうとします。

どんどん食べると、身体ものすごいスピードを上げてどんどんためようとします。どこにためようとするかというと、

ほとんどは、脂肪細胞の中、

つまり体脂肪としてためることになるのです。

一部分は肝臓や筋肉にためることができますが、それはわずかな量。食後3時間、何も食べなければ、こういうことは起こらず、体脂肪もたまりませんから、本当はこういう状態が理想的なのです。

ところが、前の食事が少ないとすぐにお腹がぺこぺこになり、3時間経つ前に食べてしまうことになります。

ちょっと食べて、すぐにお腹ぺこぺこになり、3時間経つ前にさらに何かを食べてしまう……ということを繰り返していると、体脂肪はどんどんたまってしまうわけです。

だから、私は、

食べた後3時間はお腹が空かないように、

朝も昼もたっぷり食べるのです。

すると、空腹にならないものだから、3時間がいつの間にか過ぎ、お腹が空いた！　と思う頃は、次の食事時になっているというわけです。

こういうと、私は毎日、一切の間食をしないで暮らしているように聞こえるかもしれませんが、そんなことはありません。

私は、友達があきれるくらいの甘い物好き。スイーツなしでは、1日も生きられないお菓子フリークなのです。

ただし、私が毎日食べるスイーツ、間食には、ちょっとした工夫があります。

もちろん、太らない工夫です。

スイーツ、間食の太らない食べ方については、Part4に詳しく書いてありますので、そちらを参考にしてください。

ダイエット途中の停滞期は「身体がちゃんと痩せていっている」証拠

さて、前著『晩ごはんダイエット』を読んで、しっかり「晩ごはんダイエット」

に取り組んでくださっている方が大勢いるのはとてもうれしいことです。

多くの方が、「晩ごはんダイエット」の効果を感じてくださっているようですが、よく聞くのが「途中まで調子よく体重が減ったのに、減少が止まってしまった」という声。

そこで、改めて、停滞期について説明しておきたいと思います。

ダイエットを始めて体重、体脂肪が減りだし、大体3週間から1ヶ月くらい経つと、その変化に身体が危機感を持ちます。

一体何が起こってるんだろう？　と身体が不安を感じるのです。

そして、その不安感のため、身体は「これ以上体重を落とすわけにはいかない」と判断して、一生懸命にがんばろうとします。

具体的に身体が何をするかといいますと……。

自ら「基礎代謝量」を下げてしまうのです。「基礎代謝量」を調節することで、体重を減らさないようにするわけです。

つまり、こういうわけです。身体に入ってくるカロリーが減っているのに、エネルギーを消費する「基礎代謝量」がそのままだと、どんどんカロリーを消費して痩せていく一方ですよね。ですから、今の身体の状態を維持しようとして、身体は本来持っていた基礎代謝を下げるのです。

例えば、それまで基礎代謝量が１１００キロカロリーあった人であれば、身体はその基礎代謝量を９００キロカロリーくらいに落とします。その結果、２００キロカロリー分のエネルギーが余りますよね。正しくダイエットの食事を続けていても、途中で体重が減らなくなった、というのは、身体が勝手にカロリーを余らせているからなのです。

この時期は1週間から2週間続きます。

この間、それまでと同じように、正しい『晩ごはんダイエット』の食事をして、ちゃんと身体に栄養を入れ続けてやると、身体は安心し、「体重が減っても大丈夫なんだ」と納得します。

すると、また基礎代謝を元の1100キロカロリーに戻します。その結果、再び体重が少しずつ減っていくのです。

大切なことは、

「停滞期がある、ということは、ダイエットが成功している証拠」

ということをしっかり理解し、

それまでと同じ食生活を続けて身体を安心させることです。

すると、知らないうちに、また体重が減少し始めます。

停滞期は、一度や二度ではなく、ダイエットをしている間、1ヶ月ごとにきます。それだけ、しっかり身体が生命を守っている証拠であり、同時に、停滞期が何度も来るのは、ダイエットが順調に進んでいる証拠でもあります。

ですから、体重が落ちなくなっても不安に思わないで、その間をやり過ごしてください。

Part 3

瘦せてリバウンドしない&キレイになる
&病気知らず！
ウソみたいに簡単で低カロリー
「晩ごはんダイエット」の基本

明日、体重を量るのが楽しみになる！
おいしい豆腐レシピ

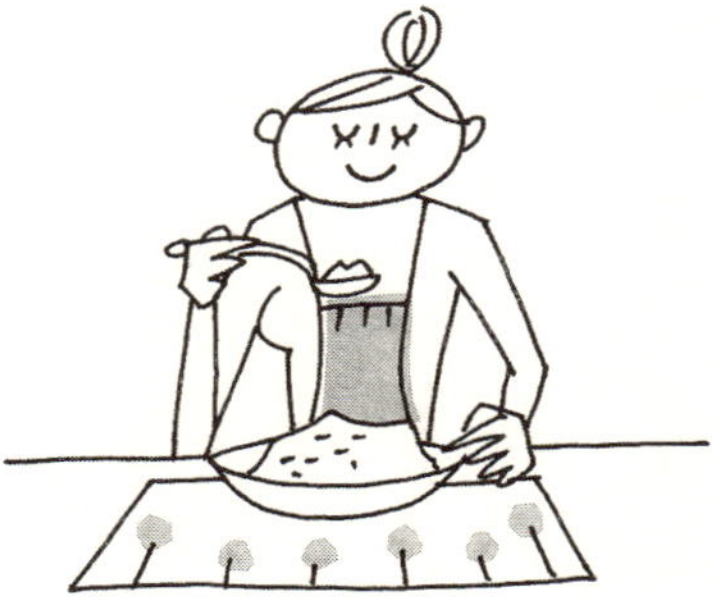

豆腐のおいしさ、なつかしさ、ダイエット効果は、また格別！

豆乳を使った具だくさんのスープを毎晩飲めば、ダイエットがさらに簡単に達成できてしまう、

ということを、Ｐａｒｔ１でご紹介しました。

レシピ作りのために、毎晩、いろいろな豆乳スープを作っては飲んでいたら、どんどん体重が減ってしまったのですから、この方法は確実です！

かつての私のように、ダイエットしなきゃ、ダイエットしなきゃ、という声に苦しめられている方は、とにかく、今晩、どれでもいいですから、Ｐａｒｔ１にある豆乳のスープを作って飲んでみてください。

皆さんの想像している以上においしいスープができます！

想像している以上にお腹がいっぱいになります！

想像している以上に、明日の朝、お腹がぺったんこになっています。

ただし、1日目から体重が減る、ということは多分ないです。

せめて3晩、豆乳スープを晩ごはんの一番最初にゆっくり飲み、その後、Part2の「主に、身体を修繕する食べ物」から選んで食べていただければ、4日目の朝から体重が少しずつ減り始めます。

この、ゆっくりした体重の減り方こそ、
リバウンドのない、
健康的なダイエットが順調に始まった、
という証《あかし》なのです。

それを信じて、決して、あせらないでください。

こんなにテンションを上げて、私が皆さんに訴えている豆乳効果を、必ず実感していただけますからっ！！！！

とはいうものの……あの長くつらいダイエット地獄から私を救い出してくれた、恩ある「豆腐」にこだわりたい気持ちも、一方ではあります。

豆乳にダイエットの即効性がある、ということはよくわかったけれど、やはり、豆腐には豆腐のおいしさ、なつかしさ、料理の幅というものがあるのです。

『晩ごはんダイエット』でご紹介した豆腐のレシピに加え、さらに簡単で、おいしく、ダイエット効果テキメンのレシピを、改めてご紹介したいと思います。

朝、昼、食べすぎた日には、豆腐をごはん代わりにして解決！

朝、昼、ちょっと食べすぎちゃった、という日は誰にでもあります。

「まあ、1日くらいいいか、明日からやり直しだ！　ついでに今晩は焼き肉行っちゃえ！」なんてことになると、「明日からやり直し！」どころか、「明日からリバウンドの始まり！」になります。

ここは抑えて！

朝と昼、食べすぎた日も大丈夫ですから。

晩ごはんに、ダイエットの秘密兵器、「ごはん代わりの豆腐レシピ」の中にある食事を食べて、朝と昼の食べすぎを、なかったことにすればいいだけの話なのです。

「ごはん代わりの豆腐レシピ」とは、しっかり水切りした豆腐をごはんのように使って、徹底的に炭水化物を遠ざけたメニュー。お腹がいっぱいになる割には、エネルギーの素になる食材を使っていないので、翌朝、体重が増えないのです。

この「ごはん代わりの豆腐レシピ」をおいしく作るコツは、豆腐をいかにしっかり水切りするかということ。

本当は、豆腐のおいしさというのは、「みずみずしさ」です。豆腐に火を通す時にも、通しすぎて「ス」がたたないように、というのが料理の先生が最も気を使われるところです。

火を必要以上に通して、わざわざ豆腐に「ス」をたたせ、堅くするのは邪道かもしれないのですが、今の目的は、あくまでもダイエット！

ここは、おいしさに目をつぶって、豆腐を「健康的に痩せるための食材」として、利用させていただきます（材料や調味料の量は、それぞれお好みで加減してください。また、ここでいう電子レンジは、５００Ｗのものです）。

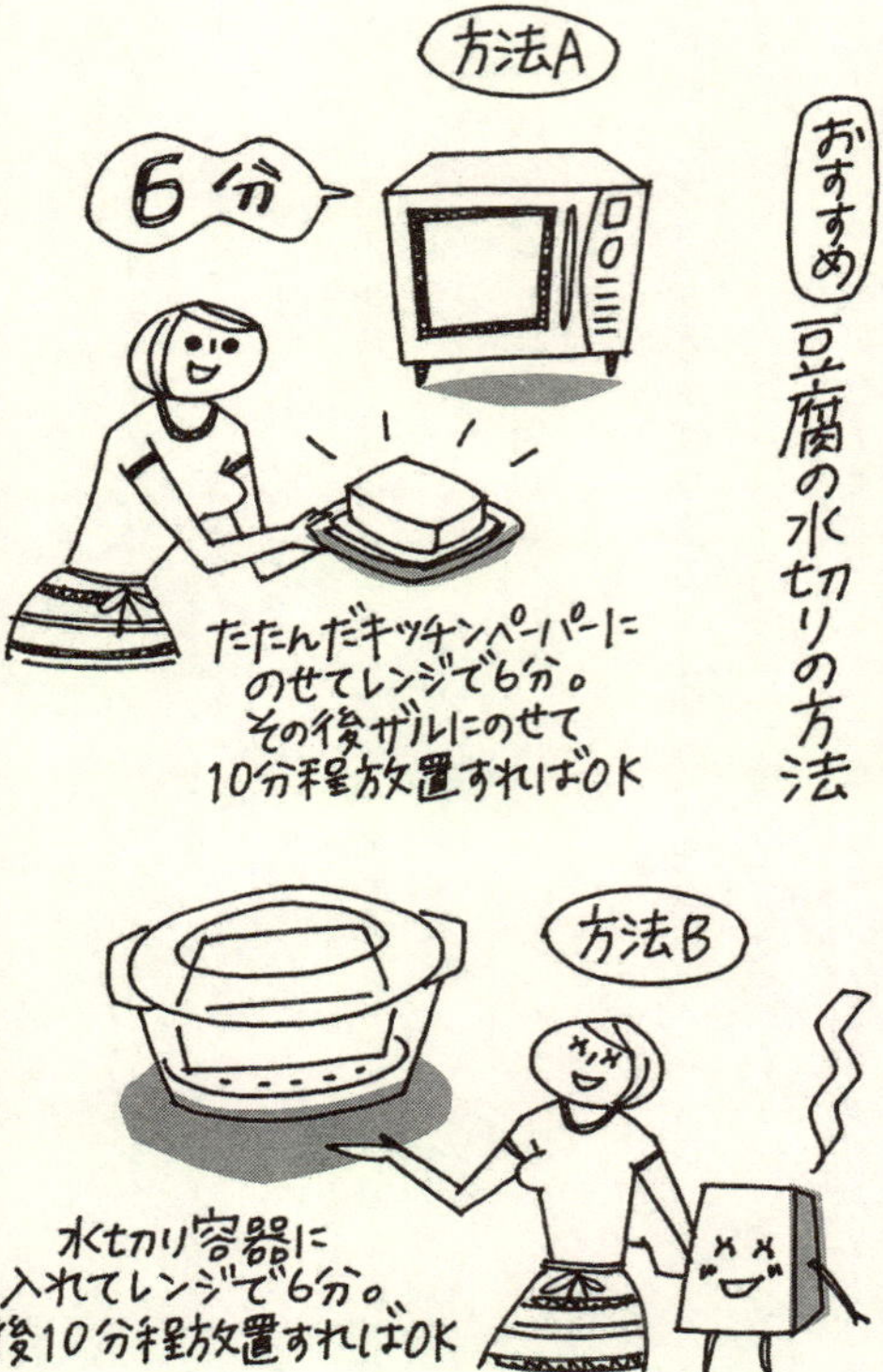
おすすめ
豆腐の水切りの方法
方法A
6分
たたんだキッチンペーパーにのせてレンジで6分。その後ザルにのせて10分程放置すればOK
方法B
水切り容器に入れてレンジで6分。その後10分程放置すればOK

ごはん代わりの豆腐レシピ　入門編

☆ごはんを少し使って、豆腐の寿司レシピ3種☆

RECIPE

豆腐のまぐろ漬けちらし（1人前）

【材料】絹ごし豆腐半丁、ごはん茶碗1/3（冷ましておく）、まぐろの赤身の刺身5〜6切れ、青じそ2枚、刻みのり適量、寿司酢（酢小さじ2、砂糖小さじ2、塩小さじ1/2、市販の寿司酢でも）、しょうゆ大さじ1、酒大さじ1、甘酢しょうが・わさび各適量

①調理を始める30分ほど前に、まぐろを酒としょうゆを合わせた漬け汁に漬けておきます。

②豆腐はよく水切りし、粗くほぐしておきます（水切りの方法は156ページイラスト参照）。

③豆腐が冷めたら、ごはんと軽く混ぜ合わせ、寿司酢を加えて混ぜ、器に盛ります。

④その上に、刻みのりを全体に散らし、のりの上にまぐろを並べ、刻んだ青じそをこんもりのせます。
⑤甘酢しょうが、わさびを添えます。

豆腐の海鮮ちらし（1人前）

【材料】絹ごし豆腐半丁、ごはん茶碗1/3（冷ましておく）、まぐろの赤身の刺身2〜3切れ・ほたて1個・海老2尾・いか2切れなどお好みの刺身をお好みの量、青じそ2枚、刻みのり適宜、寿司酢（酢小さじ2、砂糖小さじ2、塩小さじ1/2、市販の寿司酢でも）、甘酢しょうが・わさび各適量

①豆腐はよく水切りし、粗くほぐしておきます。
②豆腐が冷めたら、ごはんと軽く混ぜ合わせ、寿司酢を加えて混ぜ、器に盛ります。
③その上に、刻みのりを全体に散らし、のりの上に刺身を形よく並べ、刻んだ青じそをこんもりのせます。
④甘酢しょうが、わさびを添えます。その他、あなごやうなぎを細く刻んでのせれ

ば、ひつまぶしになります。

あるいは、しいたけやにんじんや油揚げやカキを甘辛く煮たもの、錦糸卵、生ハム、ツナ、かまぼこなどをのせた五目ちらしもできます。

豆腐で作るちらし寿司なんてちょっと抵抗があると思いますが、香りも見た目も食べた感じも普通のちらしと少しも変わりません。おいしいです！

ただし、作ってから時間が経つと、塩につられて豆腐の水分が出てしまい、水っぽくなります。

ちらしに限らず、豆腐をごはん代わりにして作ったレシピは、時間が経つと水分が出てくるので、その点だけ気をつけてください。

豆腐のちらしは、とにかく低カロリー、高タンパク質です。

ダイエット中、お寿司が食べたくなったら、ぜひ、豆腐で試してください。

豆腐で作るいなり寿司もおいしいので、ご紹介します。

豆腐のいなり寿司（2人前、4個）

【材料】木綿豆腐半丁（ごはんを使う場合は、木綿豆腐を1/3丁、ごはんを茶碗に1/4～1/3）、いなり用油揚げ2枚、ごぼう2センチくらい、にんじん1/5本くらい、三つ葉あるいは青じそ少々、寿司酢（酢小さじ2、砂糖小さじ2、塩小さじ1/2、市販の寿司酢でも）、しょうゆ大さじ2、みりん大さじ3、甘酢しょうが適量

①豆腐はよく水切りし、粗くほぐしておきます。
②いなり用油揚げは、熱湯で油抜きし、開いておきます。
③鍋にしょうゆとみりんと水50ミリリットルを入れて加熱し、そこに油揚げを入れて味をからめます。薄い味がお好みなら、水を足して薄味にします。
④その鍋から、油揚げを引き上げ、残りの煮汁で（足りなければ、しょうゆとみりんと水を足し）細かく切ったごぼうとにんじんを煮ます。
⑤水切りした豆腐にごはんを加えて混ぜ合わせ、その中に汁をよく切ったごぼう、にんじんを加え、寿司酢と細かく切った三つ葉か青じそも混ぜます。

⑥油揚げの中に、混ぜ合わせた寿司飯（寿司豆腐？）を詰めて器に盛り、甘酢しょうがを添えます。

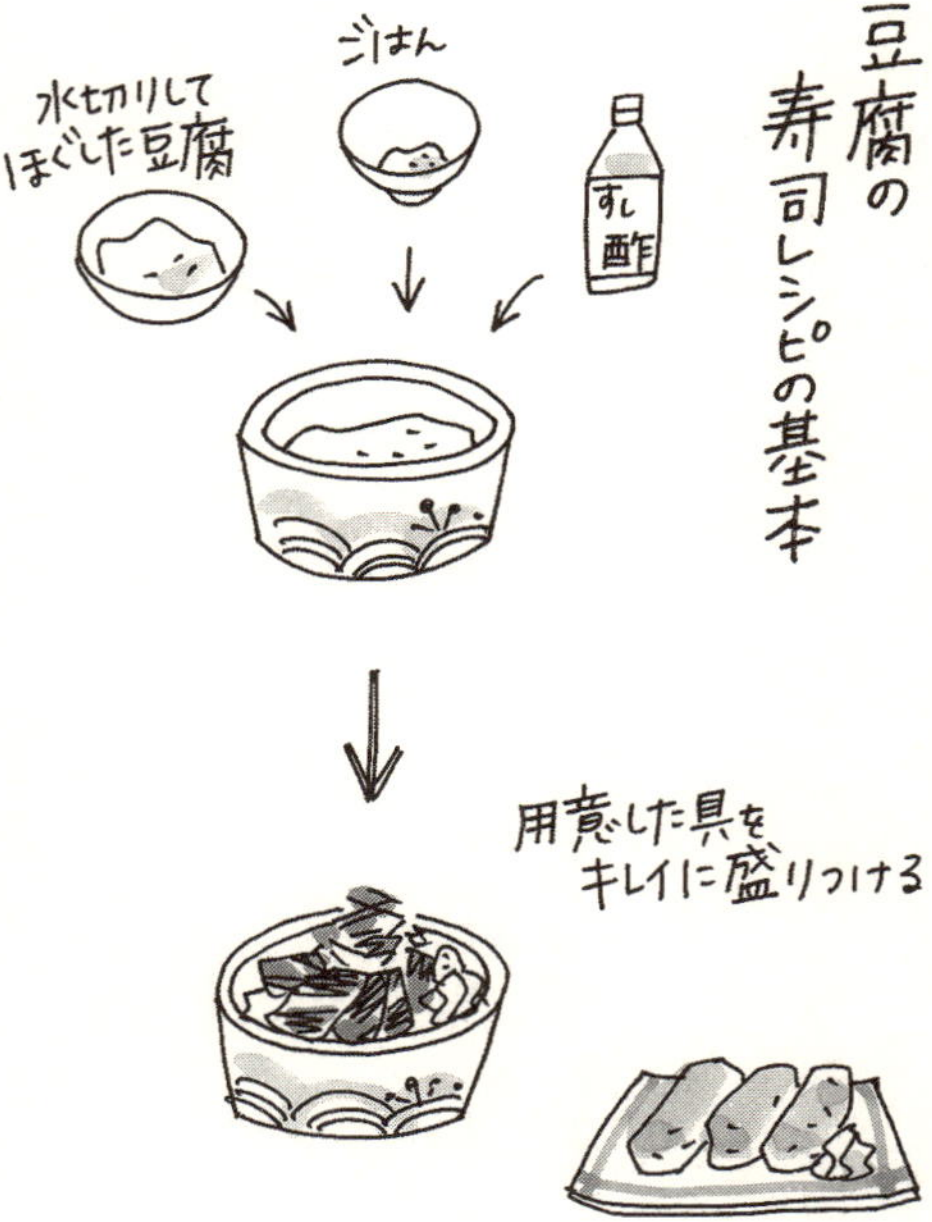
豆腐の寿司レシピの基本
水切りしてほぐした豆腐
ごはん
すし酢
用意した具をキレイに盛りつける

ごはん代わりの豆腐レシピ　応用編①

☆ごはんを使っても使わなくても、驚くほどおいしくできる丼もの4種☆

豆腐の具だくさん親子丼（1人前）

【材料】木綿豆腐半丁（どうしてもごはんを使いたければ、豆腐を半丁より少なめにし、ごはんを茶碗1/3〜1/4加えます）、鶏ささみ1本、たまねぎ1/2個、えのきたけ・しめじ・しいたけなどきのこ類を適量、卵1個、三つ葉・刻みのり各少々、お好みで紅しょうが少々、かつおだしカップ1/2、酒・みりん・しょうゆ各適量

①豆腐はよく水切りし、軽くほぐしておきます（水切りの方法は、156ページ）。

②小さめのフライパンに、かつおだしと酒、みりん、しょうゆ、スライスしたたまねぎを入れて、煮えたら一口大の鶏ささみときのこ類を加え、しばらく煮ます。

③全体にぐつぐつ煮えたら、溶きほぐした卵を流し入れ、ふたをして、10秒後に火

を止めます。

④そのまま30秒ほど、余熱で卵が固まるのを待ちます。

⑤丼に水切りした豆腐を盛り（ごはんを使う時には、軽く混ぜ合わせる）、上に具をそっとのせて三つ葉、刻みのり、お好みで紅しょうがをのせてできあがりです。

豆腐のノンフライカツ丼（1人前）

油で揚げていないのに、超おいしくて満足度の高い豚カツの作り方を発見しました。それを使えば、ダイエット中でも、禁断のカツ丼が安心して食べられます。

【材料】木綿豆腐半丁（どうしてもごはんを使いたければ、豆腐を半丁より少なめにし、ごはんを茶碗1/3〜1/4加えます）、豚のヒレ肉80グラム、パン粉小さじ2、たまねぎ1/2個、卵1個、三つ葉、お好みで紅しょうが少々、かつおだし1/2カップ、サラダオイル・塩・こしょう・酒・しょうゆ・みりん各適量

①137ページの方法で、「油で揚げない豚カツ」を作ります。

②小さめのフライパンにかつおだしとみりん、酒、しょうゆ、スライスしたたまねぎを入れてひと煮立ちさせ、1センチ幅にカットしたカツを加えてしばらく煮る。
③煮えたら、上に溶き卵を流し入れ、ふたをして10秒後に火を止める。
④丼に水切りした豆腐を盛り（ごはんを使う時は軽く混ぜ合わせる）、上に具をそっとのせて、三つ葉、お好みで紅しょうがをのせてできあがり。

豆腐の低カロリーカレー丼（4人前）

ダイエットしている人が、本来がまんしなくてはいけないメニューの1つがカレー。ところが138ページで紹介したように、超ローカロリーのカレールーの作り方を発見してしまったので、それを使えばカレーライスだってカレー丼だって食べていいのです。低カロリーとは思えないおいしさですから、ぜひ試してください。

豆腐のうなぎ丼（1人前）

豆腐ごはんに、温めたうなぎをのせて、たれ、粉山椒をかければ、できあがり。

せっかくのうなぎは、熱々ごはんで食べたいものですが、ダイエット中は豆腐とほんの少しのごはんで食べてください。意外に、違和感なくおいしいです。

豆腐の天津丼（1人前）

【材料】木綿豆腐半丁（どうしてもごはんを使いたければ、豆腐を半丁より少なめにし、ごはんを茶碗1/3〜1/4）、卵1個、たけのこ・グリーンピース（缶詰）・ねぎ各少々、かに缶（ツナ缶でも）小さい缶1/2缶、ごま油小さじ1、酒・塩・こしょう・サラダオイル・粉末のコンソメ・ケチャップ・片栗粉・しょうゆ各少々

①豆腐はよく水切りし、軽くほぐしておきます。
②ねぎとたけのこを刻み、フライパンにサラダオイルをたらして炒めます。
③ボールにかに缶とほぐした卵と、②とグリーンピース、ごま油、酒、塩、こしょうを入れて軽くかき混ぜます。
④よく熱したフライパンにサラダオイル少々を入れ、③を焼き、ふんわりしてきた

ら、ふたをして火を止めます。

⑤小鍋に1/2カップの水、粉末コンソメ、ケチャップ、しょうゆを入れて沸騰させ、水で溶いた片栗粉を加えて、あんを作ります。

⑥丼に水切りした豆腐を入れ、その上に、④をのせ⑤のあんをかけます。

豆腐の丼ものレシピの基本

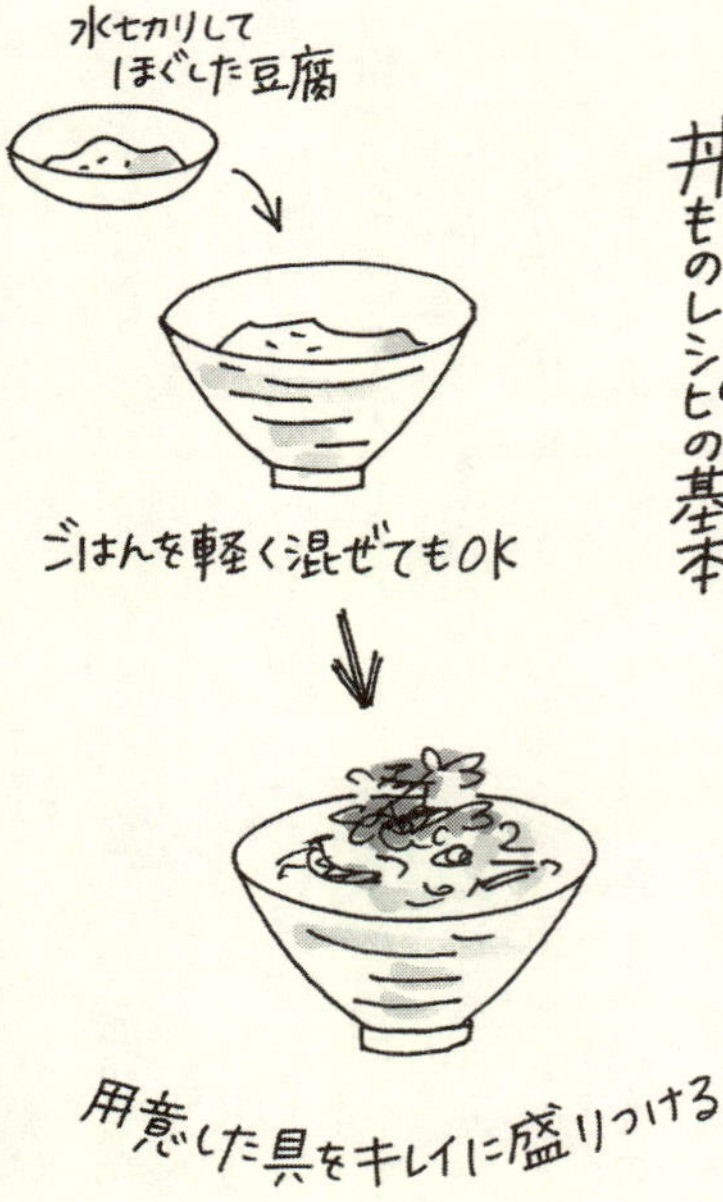
水切りしてほぐした豆腐
ごはんを軽く混ぜてもOK
用意した具をキレイに盛りつける

ごはん代わりの豆腐レシピ　応用編②

☆ごはんで作るより簡単にパラパラ感が出せる！　チャーハン、ピラフなど5種☆

豆腐のチャーハン（1人前）

【材料】木綿豆腐半丁、焼き豚（ハムでも）1枚、卵1個、ねぎ・グリーンピース（缶詰）各適量、中華だしの素・酒・塩・こしょう・しょうゆ・ごま油・サラダオイル各少々

①豆腐はよく水切りし、ほぐしておきます（水切りの方法は156ページ）。

②熱したフライパンにサラダオイルをひき、刻んだ焼き豚とねぎ、グリーンピースをさっと炒め、皿に取り出しておきます。

③同じフライパンにサラダオイルをひき、溶きほぐした卵をすばやく入れて炒り卵を作り、半熟になった頃、水切りした豆腐と②を加えて強火で炒めながら、中華だしの素、酒、塩、こしょうで味を調えます。

④最後にしょうゆ、ごま油を鍋肌からまわしかけて、できあがりです。

一見、炒り豆腐のようですが（実は、炒り豆腐です）、チャーハン味なのでうれしくなります。紅しょうがを添えると、ますますチャーハンぽくなります。でも本物のチャーハンよりぐっと低カロリー！　安心して、食べてください。

豆腐の海老ピラフ（1人前）

【材料】木綿豆腐半丁、むき海老5〜6尾、卵1個、たまねぎ1/4個、マッシュルーム（缶詰）1缶、にんじん・ピーマンなどの野菜各適量、粉末のコンソメ・塩・こしょう・サラダオイル各少々

①豆腐はよく水切りして、ほぐしておきます。

②熱したフライパンに、サラダオイルをひき、背わたを取った海老と、みじん切りにしたたまねぎやマッシュルーム、野菜類を入れて、軽く塩、こしょうして炒め、いったん皿に取り出します。

③同じフライパンにサラダオイルをひき、溶きほぐした卵をすばやく入れて炒り卵を作り、半熟になった頃、水切りした豆腐と②を入れて炒めながら粉末のコンソメを入れ、味をみながら塩、こしょうで調えます。

ひと手間かける余裕があるなら、洗ったむき海老の水分を取り、薄く片栗粉をつけて、先にサラダオイルで炒めておくと、身が縮まらないのでさらにおいしくなります。海老ピラフらしさをさらに出すためには、最後にこしょうをきかせます。

豆腐のかにピラフ（1人前）

海老ピラフの材料のうち、むき海老をかに缶（あるいは、かにのむき身）に替えるだけで、他の材料、作り方は、海老ピラフと同じです。

豆腐のドライカレー（1人前）

【材料】木綿豆腐半丁、鶏ひき肉30グラム、たまねぎ1/4個、にんじん・ピーマン

などの野菜各適量（冷凍のミックスベジタブルでも）、調味料入りのカレーパウダー・塩・こしょう・サラダオイル各少々

①豆腐はよく水切りし、パラパラにほぐしておきます。
②熱したフライパンにサラダオイルをひき、みじん切りしたたまねぎ、にんじん、ピーマンなどを軽く塩、こしょうして炒めます。
③そこに水切りした豆腐を入れて強火で一緒に炒め、鶏ひき肉も入れてさらに炒め、火が通ったら、最後にカレーパウダーをふり入れ、お好みの辛さにします。

豆腐のオムライス（1人前）

【材料】木綿豆腐半丁、鶏ささみ1本、たまねぎ1/4個、にんじん・ピーマンなど野菜各適量、卵2個、牛乳（豆乳でも）小さじ1、ケチャップ大さじ1、粉末のコンソメ・塩・こしょう・サラダオイル各少々

①豆腐はよく水切りし、パラパラにほぐしておきます。
②熱したフライパンにサラダオイルをひき、みじん切りにしたたまねぎ、にんじん、

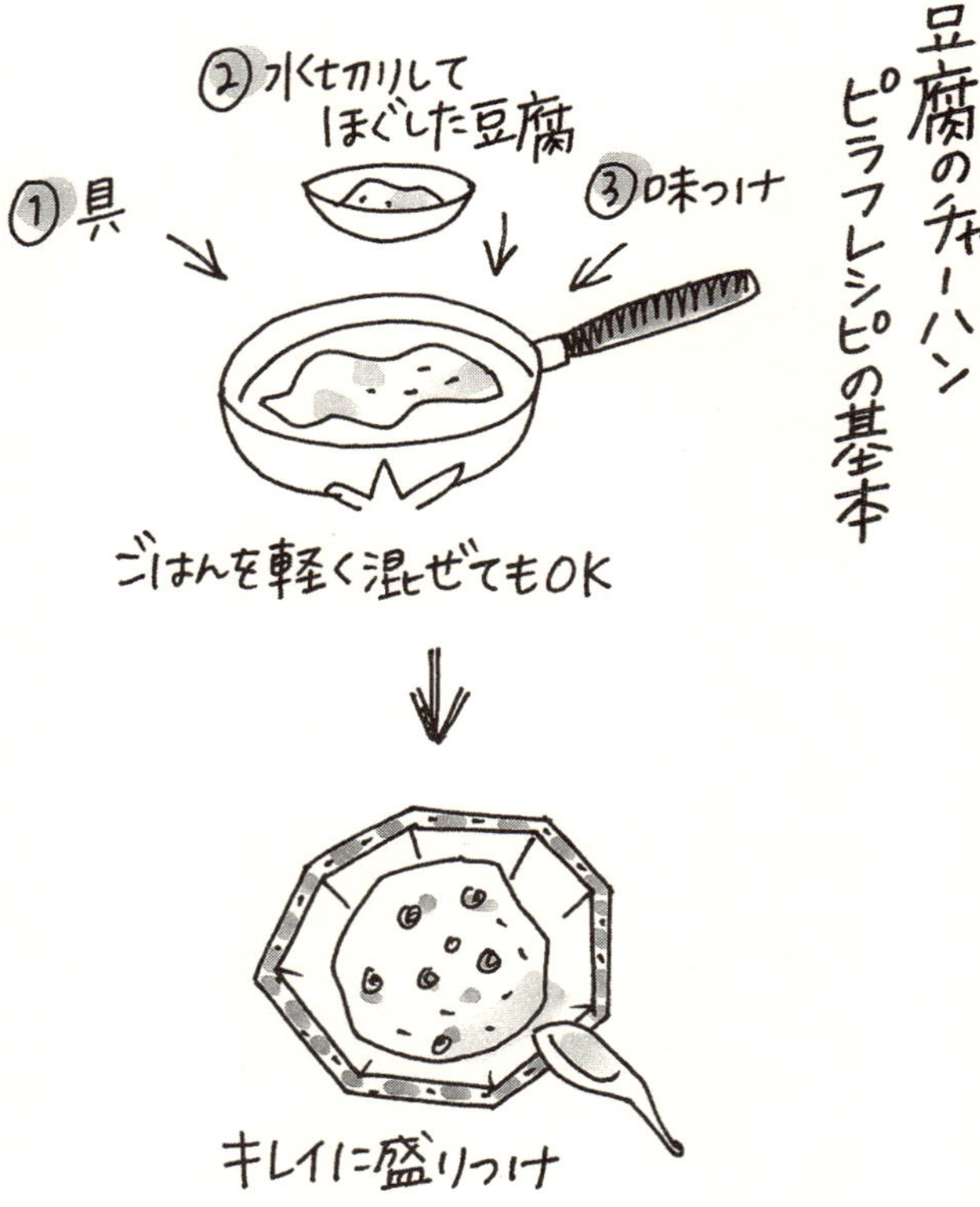
豆腐のチャーハンピラフレシピの基本
①具
②水切りしてほぐした豆腐
③味つけ
ごはんを軽く混ぜてもOK
キレイに盛りつけ

ピーマンを入れて軽く塩、こしょうして炒めます。
③そこに水切りした豆腐を入れて強火で一緒に炒め、粉末コンソメで味をつけ、小さく切った鶏ささみも入れてさらに炒めます。
④全体に火が通ったら、ケチャップを加えて、大きめの皿にこんもり盛っておきます。
⑤溶きほぐした卵に牛乳を加え、よく熱したフライパンにサラダオイルをひいたところに、一気に卵液を入れてふっくら焼きます。
⑥焼けた卵を、皿に盛ってある炒めた豆腐の上にのせます。
⑦全体にケチャップをかけてできあがりです。

ピラフ、チャーハン、ドライカレー、オムライスなどを作る時、どうしてもごはんを使いたいと思ったら、茶碗1/3くらいのごはんを足してもかまいません。その場合は、豆腐を少し減らします。

ごはん代わりの豆腐レシピ　応用編③

☆豆腐で作ればダイエットパワーがぐんとアップ！　鶏雑炊など5種☆

豆腐の鶏雑炊（1人前）

【材料】絹ごし豆腐半丁、鶏ささみ1本、大根・にんじん・わかめ各少々、卵1個、三つ葉少々、だし汁1カップ、酒・塩・しょうゆ各適量

①だし汁を小鍋に入れ、いちょう切りにした大根、にんじんを煮ます。
②大根、にんじんが煮えたら、さいの目に切った豆腐と一口大に切った鶏ささみを入れて煮ます。
③豆腐と鶏ささみが煮えたら、わかめを入れて、酒、塩、しょうゆで味を調えます。
④最後に溶きほぐした卵でとじ、刻んだ三つ葉を散らしてできあがりです。

豆腐のきのこ雑炊（1人前）

【材料】絹ごし豆腐半丁、きのこ類（まいたけ、しめじ、しいたけ、えのきたけなどお好みで）適量、卵1個、わかめ・ねぎ各少々、だし汁1カップ、酒・塩・しょうゆ各適量

①だし汁を小鍋に入れて熱し、煮立ったところに、さいの目に切った豆腐を入れます。

②豆腐が煮えかけた頃、いしづきを取って食べやすく切ったきのこ類を入れ、全体に火が通ったら、酒、塩、しょうゆを加えて味を調え、わかめを加えます。

③最後に溶きほぐした卵でとじ、刻みねぎを散らしてできあがりです。

豆腐の月見とろろ昆布雑炊（1人前）

【材料】絹ごし豆腐半丁、とろろ昆布5グラム、卵1個、ねぎ少々、だし汁1カップ、酒・塩・しょうゆ各適量

①だし汁を小鍋に入れて熱し、煮立ったところに、さいの目に切った豆腐を入れま

す。
②豆腐が煮えた頃、酒、塩、しょうゆを加えて味を調え、卵を真ん中に1個落として火を止めます。
③卵がくずれないよう注意しながら、器に移します。
④中央の卵のまわりにとろろ昆布を入れ、刻んだねぎを散らしてできあがりです。

豆腐のシーフード雑炊（1人前）

【材料】絹ごし豆腐半丁、むき海老5～6尾、ほたて2～3個、その他あさりのむき身・いか・たこなどお好みで適量、もどしたきくらげ2枚（わかめでも）、ねぎ少々、だし汁1カップ、酒・塩・しょうゆ・七味唐辛子各適量

①だし汁を小鍋に入れて熱し、煮立ったところに、さいの目に切った豆腐を入れます。
②その間に、別の小鍋で湯を沸かして塩を少々入れ、むき海老とほたてときくらげをさっとゆでて、ざるにとります。

③きくらげを千切りにします。
④豆腐が煮えたら、酒、塩、しょうゆを加えて味を調え、器に移します。
⑤豆腐の上に海老、ほたてなどをトッピングし、きくらげと刻んだねぎを散らします。
⑥七味唐辛子をふりかけます。

豆腐の山菜雑炊（1人前）

【材料】絹ごし豆腐半丁、味つき山菜適量、すりおろしたやまいも適量、青のり少々、ねぎ少々、だし汁1カップ、酒・塩・しょうゆ・七味唐辛子各適量

①だし汁を小鍋に入れて熱し、煮立ったところに、さいの目に切った豆腐を入れます。
②豆腐が煮えたら、酒、塩、しょうゆを加えて味を調え、器に移します。
③豆腐の上に、味つき山菜とすりおろしたやまいもをトッピングし、青のりとねぎを散らします。

④七味唐辛子をふりかけます。

豆腐の雑炊は、豆腐の水切りも必要ありませんから、とても簡単に作れ、お腹もいっぱいになります。

雑炊のパターンとしては、この他に、白身魚雑炊、おでん雑炊（おでんの残りを細かく切ってトッピングします）、めかぶ納豆雑炊（めかぶと納豆をトッピング）などいろいろできます。

豆腐をたっぷり使った具だくさんのすまし汁のようなものですから、皆さんも冷蔵庫にある食材やお好みの食材でいろいろ試してみてください。

満腹感があっても低カロリーなので、ダイエットの強い味方になってくれます。

雑炊は、つゆも飲むことになるので、薄い味つけになるよう気をつけてください。塩分のとりすぎはむくみにつながります。

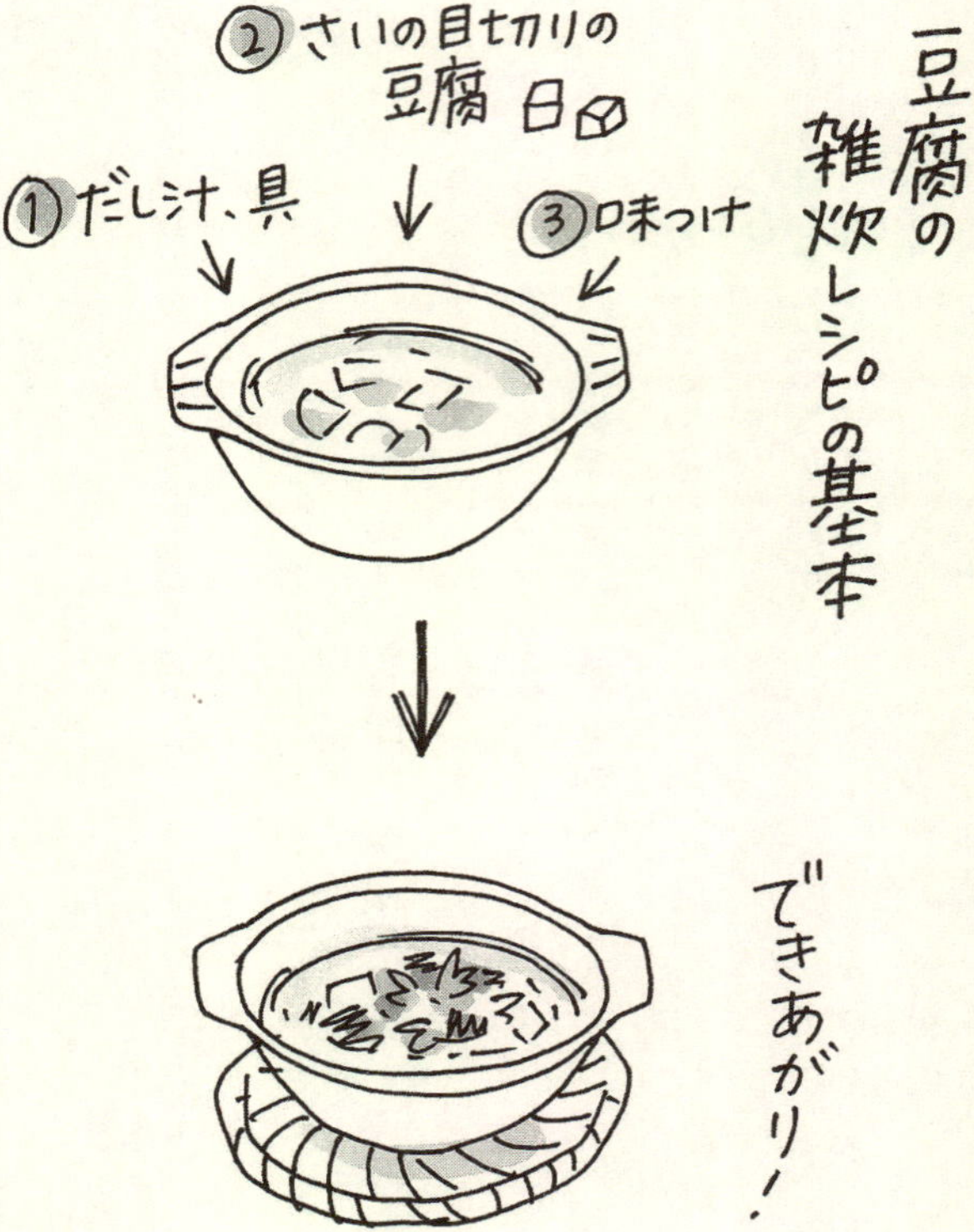
豆腐の雑炊レシピの基本
②さいの目切りの豆腐
①だし汁、具
③味つけ
できあがり！

ごはん代わりの豆腐レシピ　応用編④

☆鍋物は日本の伝統的なダイエットメニュー。豆腐メインのキムチ鍋など3種☆

豆腐のキムチ鍋（2人前）

【材料】木綿豆腐1丁、豚もも薄切り肉100グラム、キムチ50〜100グラム、ねぎ・にら・春菊・えのきたけなどお好みの野菜やきのこ類各適量、しらたき1パック、卵2個、だし昆布・酒・塩・鶏ガラスープの素各適量

①土鍋などに3カップの水とだし昆布を入れ、30分ほどしたらだし昆布を取り出します。

②土鍋を火にかけ、その中に、食べやすく切った野菜類、きのこ類、熱湯に通してざく切りしておいたしらたき、やっこに切った豆腐、一口大に切った豚肉を入れ、加熱します。

③アクを除きながら煮て、酒、塩、鶏ガラスープの素で味を調えます。

④キムチをのせ、火が通ったら、最後に溶きほぐした卵でとじます。

鍋物をする時には、豆腐をたくさん用意しておき、お腹がいっぱいになるまで鍋に豆腐を足しながら食べてください。鍋物をおかずにしてごはんを食べると、ごはんがすすんでしまいます。ごはんをなるべく遠ざけるためには、先に豆腐でお腹をいっぱいにします。

豆腐たっぷり、たらの豆乳鍋（2人前）

【材料】絹ごし豆腐1丁、たら2切れ、ねぎ・白菜・春菊・水菜・えのきたけなどお好みの野菜やきのこ類各適量、しらたき1パック、豆乳2カップ、だし昆布適量、ポン酢しょうゆ・土佐じょうゆなどお好みのたれ適量

①土鍋などに2カップの水とだし昆布を入れ、30分ほどしたらだし昆布を取り出します。
②土鍋を火にかけ、その中に白菜、ねぎなど火の通りにくい野菜類、きのこ類を食

べやすく切って入れます。
③次に、熱湯に通してざく切りにしたしらたき、たら、やっこに切った豆腐を入れて加熱します。
④土鍋の中の材料が大体煮えたら、春菊、水菜などの火の通りやすい野菜を入れ、豆乳を注いでひと煮立ちさせます。
⑤小鉢にとり、ポン酢しょうゆ、土佐じょうゆ（かつおだしとしょうゆ各同量をひと煮立ちさせる）の他、レモンしょうゆ（しょうゆにレモンをしぼる）、すだちしょうゆ（しょうゆにすだちをしぼる）などで味をつけて食べます。

豆腐たっぷり、豚しゃぶ豆乳鍋（2人前）

【材料】絹ごし豆腐1丁、しゃぶしゃぶ用豚肉100〜200グラム、ねぎ・白菜・春菊・水菜・えのきたけなどお好みの野菜やきのこ類各適量、しらたき1パック、豆乳2カップ、だし昆布適量、ごまだれ・ポン酢しょうゆ・土佐じょうゆなどお好みのたれ適量

①土鍋などに2カップの水とだし昆布を入れ、30分ほどしたらだし昆布を取り出します。

②土鍋を火にかけ、その中に白菜、ねぎなど火の通りにくい野菜類、きのこ類を食べやすく切って入れます。

③次に熱湯に通してざく切りしておいたしらたき、やっこに切った豆腐を入れて加熱します。

④土鍋の中の材料が大体煮えたら、春菊、水菜などの火の通りやすい野菜を入れ、豆乳を注いでひと煮立ちさせます。

⑤さらに豚肉を入れ、火が通ったら小鉢にとり、ポン酢しょうゆ、ごまだれ、土佐じょうゆ（かつおだしとしょうゆ各同量を合わせてひと煮立ちさせる）などで食べます。その他、レモンしょうゆ（しょうゆにレモンをしぼる）、すだちしょうゆ（しょうゆにすだちをしぼる）などでもおいしく食べられます。

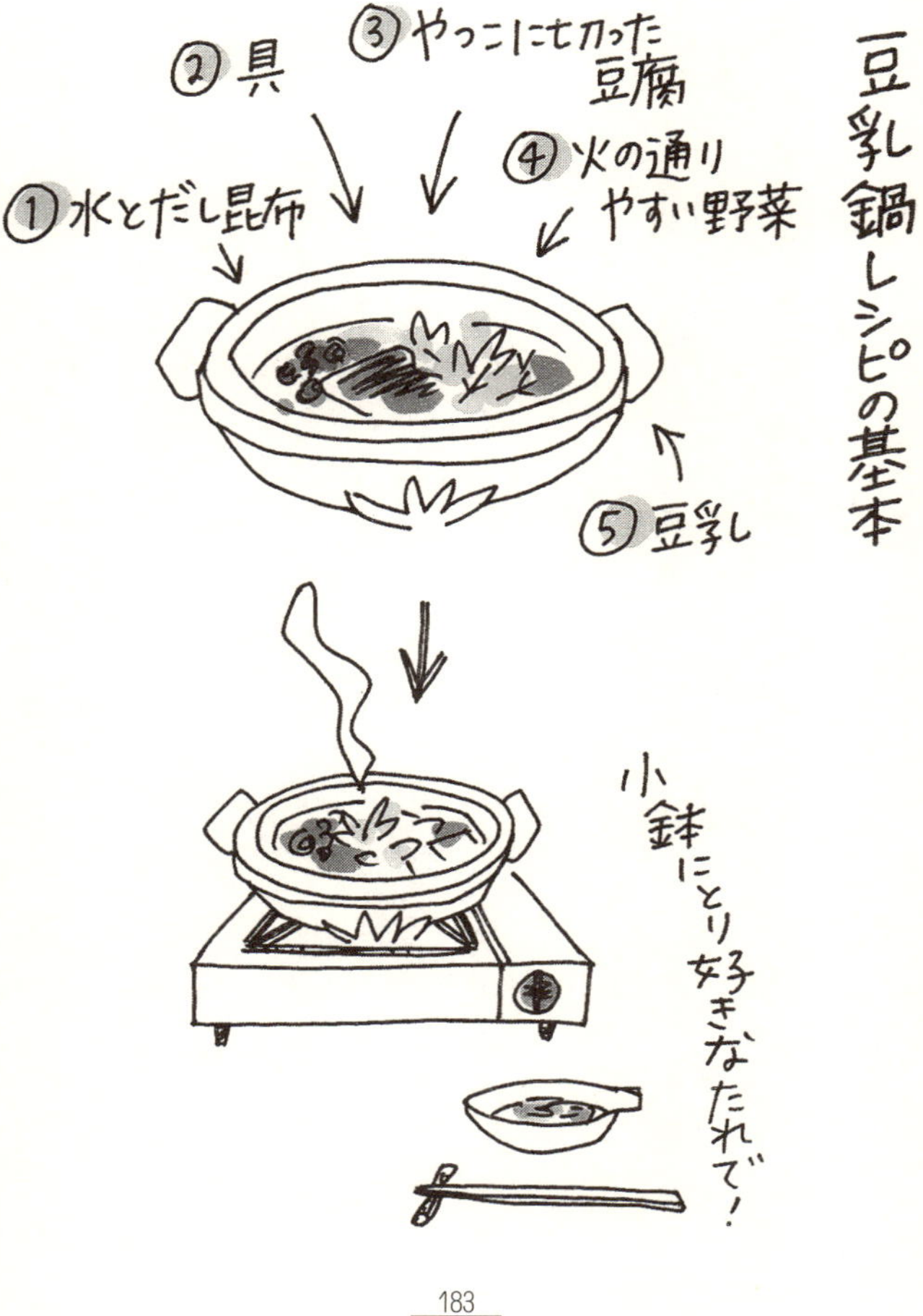
豆乳鍋レシピの基本
①水とだし昆布
②具
③やっこに切った豆腐
④火の通りやすい野菜
⑤豆乳
小鉢にとり好きなたれで！

初心者は、まずここからスタート！
究極メニュー　☆とろふわ豆腐☆

以上、晩ごはんでこれを食べたら確実に痩せられるという、必殺「ごはん代わりの豆腐レシピ」をいくつかご紹介しました。

……が、もしかしたら、なんだか面倒だわ、と思う人もいるかもしれません。でも、豆腐の効果を一度実感してしまえば、あとは続けたくて仕方なくなってくるはずです！

そんな時におすすめしたいのが、とろとろふわふわのとろふわ豆腐。

豆腐に卵、めかぶ、納豆を入れてかき混ぜただけのもの、という手抜き料理で、調理時間はわずか2、3分。

超簡単メニューなのです！

手抜き料理にもかかわらず、栄養バランスもばっちりで、本当においしい！　しかも、これだけでお腹いっぱいになるので、夜それ以上食べたいと思わなくなります。

実は、私がお豆腐を使った晩ごはんダイエットを始めた時に、「これは続けられる！」と思ったきっかけになったのがこのメニューだったのです。

なので、初心者の方は、まず、このメニューで試してみるといいかもしれません。とっておきの、秘密メニューです。

とろふわ豆腐（1人前）

【材料】絹ごし豆腐半丁、卵1個、納豆、めかぶ1パック、ねぎ少々

①豆腐に卵1個を落とし、電子レンジで約1分加熱。卵が少し半熟になりかけたくらいの感じがおいしいです。

②納豆（納豆についているたれも一緒に）、めかぶを足して、あとはぐちゃぐちゃにかき混ぜ、ふわっ、とろっとしてきたら、できあがり。好みで、ねぎなどの薬味を足すと、よりいっそうおいしくできます。

私は、これにみょうがを足したり、キムチを入れたり、めかぶをもずくに替えたりして、毎日味つけを変えて楽しんでいました。

これが、ぜんぜん飽きないのです。

料理がめんどくさい、なんていう時にも、この「とろふわ豆腐」は大活躍です！

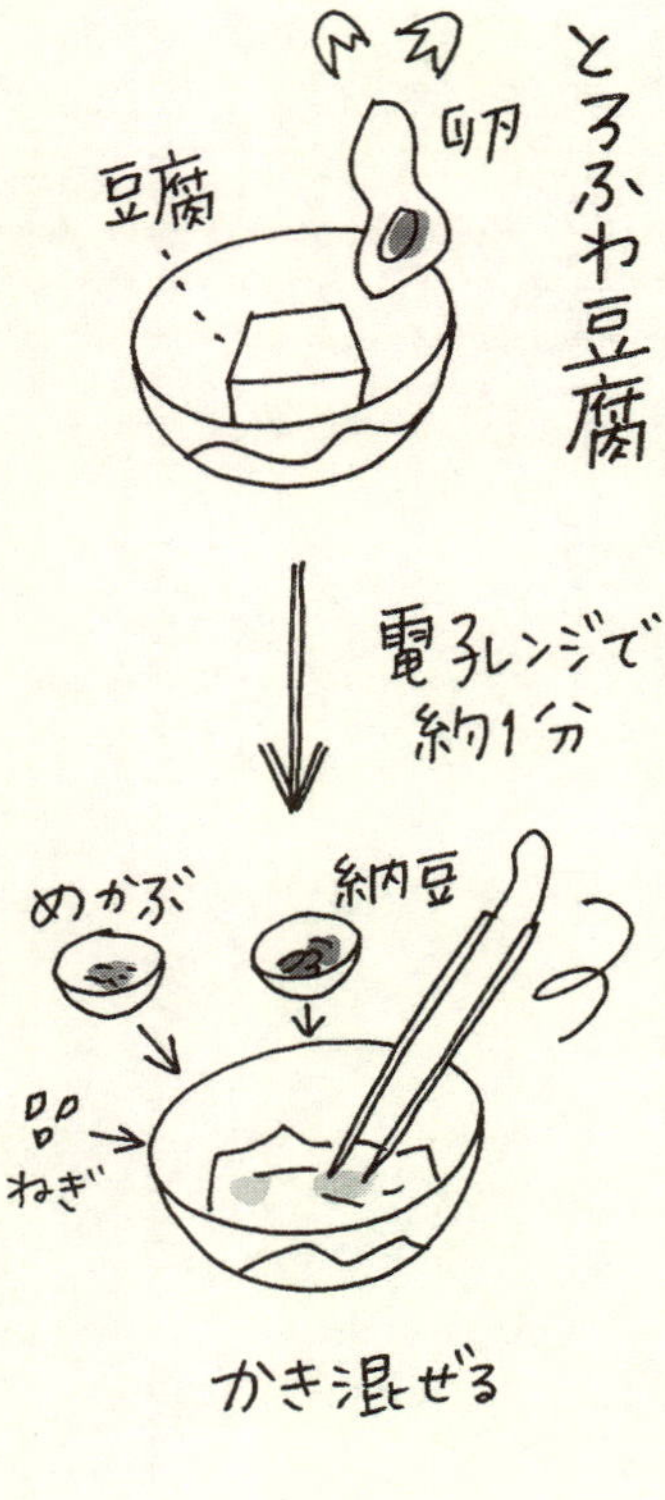

『晩ごはんダイエット』8つのポイント

「ごはん代わりの豆腐レシピ」は、晩ごはんダイエットメソッドの大切なポイントです。

『晩ごはんダイエット』には8つの大切なポイントがあるので、ここでおさらいしておきたいと思います。

1．朝、昼は普通どおりに食べて、晩ごはんは軽く食べる。

朝、昼も腹八分にして動物性脂肪を徹底的に避ける（魚は別。避けるのは、肉類の白い脂身）、ということを覚えておくと、ダイエットがおもしろいように速く進みます。

晩ごはんでは、脂肪分を避け（魚は別。避けるのは肉類の赤身と白い脂身。鶏肉の皮なし胸肉と、ささみは大丈夫)、炭水化物もできる限り避け、タンパク質と野菜、海藻、きのこ類でお腹をいっぱいにします。

おすすめは、豆腐の仲間ですが、他に何を食べたらいいかの例は、Part2を参照してください。

2. 朝、昼、晩の三食必ず食べて、体脂肪を燃やす。

一食でも抜くと、次の食事で必ずどか食いをします。

食事は、2回より3回、3回より4回食べたほうが、体脂肪になる割合が少ない、と証明されています。ただし、食事の回数を多くした場合は、1回の食事内容を軽くしてください。

もう1つ、3回食べるとダイエット効果がある、という科学的な根拠があります。

食事をすることによって、体脂肪の一部が自動的に燃えるのです。

食事をしている時、あるいは食後に、背中のあたりがなんとなくふんわりと温かくなります。このふんわりした温かさこそ、体脂肪の一部が自動的に燃えている証拠なのです。

人間の身体には、こんなにありがたいシステムが備わっているのです。

これを利用しない手はありません。

食事をすること――これだけで、体脂肪が自動的に燃えてくれるのですから、3回の食事を2回にするなんて、痩せるチャンスを、みすみす捨てているようなものなのです。

3．食事の後、3時間は何も口に入れない。

食後3時間経つ頃には、胃の中に前に食べたものがなくなっています。

そういう状態で次のものを食べると、身体は胃が空っぽになると次の食べ物がくるのだな、と思い、安心してエネルギーを消費しようとします。

つまり、体脂肪として蓄積する気が起こらなくなるのです。

逆に3時間経たないのに、何かを食べると、消化が間に合わないので、とりあえず体脂肪にしておこう、とします。

あるいは、食事を抜いて長時間食べないと、身体はこのまま飢えるのじゃないかという危機感を持ちます。その結果、次にきた食べ物をとりあえず体脂肪にしておこうとして必死でためこむのです。

三食必ず食べること、食後3時間は食べないこと。この習慣を身体にしっかり覚えてもらうと、ダイエット向きの痩せ体質になる、ということなのです。

4．3時間経ったら、間食もオーケー。

5．晩ごはんの後、3時間は眠らない。

つまり、眠りにつく3時間前に晩ごはんをすませなければいけません。

6．午後10時以降は、絶対に何も食べない。

午後10時になったら、特殊なタンパク質が身体に現れて、口に入ってくるものすべてを体脂肪にしようと待ち構えている、ということが最近の研究でわかりました。夜食をすると太る、という原因はこれだったのです。つまり、午後10時以降に食べるのは、わざわざ体脂肪をつくるようなものなのです。特殊なタンパク質の思うつぼにはまらないよう、午後9時台の前半で食事を終わらせてください。

7．週に3回は30分以上速足で歩く。

8．朝起きたらトイレの後に必ず体重を量り、記録する。

以上が、『晩ごはんダイエット』の大切なポイントです。

Part 4

禁断(!?)の間食だって
お腹いっぱい食べられる!

低カロリーなのに大満足!
ダイエット用甘いものレシピ

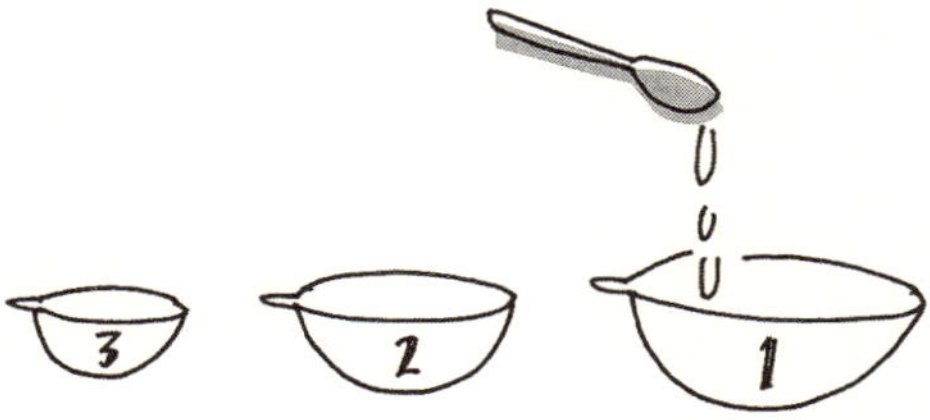

スイーツなしでは1日も生きられない!

私にとって間食とは、ケーキなら2個、おまんじゅうなら3個か4個食べるのが普通でした。つい5、6年前まで……。

しかも、その間食が、1日に何度もあるのですから、今考えたら、一体何キロカロリーのお菓子を食べてたんだろう? と怖くなります。

甘いものが好きな方には経験があると思うのですが、頻繁に甘いものを食べていると、すごく甘いものにも、それほど甘みを感じなくなります。すると、なんだか物足りなくて、さらに甘みの強いものが欲しくなり、いくらでも食べてしまうという甘みの連鎖が続くのです。

逆に、

甘いものを何日か控えると、

久しぶりに食べた時に、
すごく甘く感じてたくさん食べられなくなります。

これこそ、ダイエットしたい人にとって、利用しなければ損！　な、身体の仕組みなのです。

5年前、今度こそ絶対に痩せてやる！　と心に誓った時の私も、この身体の仕組みを利用しました。

つまり、甘いものを何日か控えたのです。

……と言いたいところですが、私には、そんながまん強さはありません。

そんなことをしてもどうせすぐに挫折する、ということが予想できた私は、甘いものを何日か控える代わりに、甘いものを控えるふりをしました。

どうしたのかと言いますと、甘いケーキの代わりに、甘い果物や甘い野菜（あるのです）を食べたのです。

なーんだ、つまらない、とがっかりしないでください。

たったこれだけのことで、甘いものの連鎖から完全に解放され、生クリームたっぷりのケーキを見た時の、あの、食べたくてめまいがしそう！　という誘惑がなくなったのですから。

なぜ、そんなことが起こったのか、それは、ちょっと考えれば簡単に答えが出ることなのです。

水分の多いスイーツなら、ダイエット中でも大丈夫！

私が毎日のように食べていた生クリームたっぷりのいちごのショートケーキ……お店によって大きさも材料も違いますが、平均すると、１個が大体１００グラムで３５０キロカロリー前後です。材料は、生クリーム、バター、砂糖、小麦粉、果物など……。食べればエネルギーになり、余ったものは体脂肪として即蓄積される脂肪と糖分ばかりです。

一方、私が、ダイエット中、ケーキの代わりに食べたりんごは、大きいもの半分で約100グラム、54キロカロリーです。

りんごは甘いのに、なぜこんなにカロリーが低いのかというと、ほとんどが水分だからなのです。りんごの水分は、ショートケーキの2・7倍。お腹がいっぱいになっても、水を飲んでいるようなものだから太らない、というわけです。

そうは言っても、ショートケーキの代わりにりんごをかじるのは、ちょっとわびしいものがあります。悲しくもなります。

でも、それはりんごを食べる前の話。一口食べれば、りんごも、充分甘くて、みずみずしくて、途中でやめられないくらいおいしいものなのです。

このりんごを、おいしい、と思ったらもうこちらのもの。

大きなりんご1個を食べ終わった後に、「ケーキ屋さんから、ケーキを買ってきて食べてもいいですよ」と言われたとしても、もう無理。何も食べられません。

でも、りんごを食べていなければ、「ケーキ屋さんから、ケーキを買ってきて食べてもいいですよ」と言われたら、本当に食べてしまうでしょう。

ここが、「甘いものを控える」のと、「甘いものを控えるふりをする」の違いなのです。

実際、私は1週間ほど、今日はりんご、今日はパパイヤ（ちょっと、はりこみました）、今日はキウイ……と毎日おいしい果物を食べたところ、ケーキのことをすっかり（とまではいきませんが、かなり）忘れてしまったのです。

しかも、うれしいおまけまでついてきました。

果物には、アンチエイジングの成分がいっぱい

間食に果物を食べるようになってから気づいたのですが、

肌のかゆみが

まったくなくなったのです。

それまでの私は、肌のトラブルに悩まされていました。いつも、肌が熱を持っているような感じがして、かゆいのです。知らないうちにかくものだから、小さな引っ掻《か》き傷が顔のどこかにできます。

もっと悲惨なことには、傷が治った頃にはそこが色素沈着を起こして、しみになってしまうのです。

憂鬱《ゆううつ》でした。アレルギーだから、仕方がないのかなあ、とも思っていました。なんとかかゆみを止めてもらおうと、医者に薬をもらったり、漢方薬を飲んだり、努力したものです。

薬のおかげで、少しはよくなるのですが、いつの間にか元どおり……。

それが……。間食にりんごやパパイヤなどの果物を食べるようになってから、気づいてみると、顔を引っ掻く癖がなくなっていたのです。

果物だけではありません。先ほど〝甘い野菜〟と書きましたが、

かぼちゃやフルーツトマト、

さつまいも（暖色系の野菜が甘い、みたいです）

なども間食として食べました。

どれも、間食に食べても充分満足させてくれる甘みを持っていることに気がついたからです。

初めは、いろいろ飲んだ薬のどれかが効いたのだと思ったのですが、ある時、ハッキリわかりました。

すごく久しぶりにケーキを食べた後のことです。

顔がみるみる熱を持ったようになって、かゆくなったのです。

おそらく、バターや生クリームをしばらく食べていなかったので、身体が一気に吸収してしまったのだと思います。

実は、私は久しぶりのケーキを目の前にした時、これを食べれば明日太るだろうけど、あさってまでにカロリーを調整すればいいや、と単に体重のことしか心配していませんでした。少々太っても、体重を調整するワザをすでに身につけていましたので、それほど気にしていなかったのです。

ところが、体重が増える前に、顔がかゆくなるという予想外なことが起こったのです。

あの時、ハッキリわかったのです。顔のかゆみが取れたのは、果物のおかげだったのだ、ということを……。

調べてみると、

果物や、暖色系の野菜には、
美容に効果のあるビタミン類や
抗酸化物質がいっぱい。
食べたものを、
体脂肪にならないようにしてくれる酵素も
ふんだんに含まれていたのです。

スイーツの誘惑から逃れるために、果物やかぼちゃなどの甘みでごまかしていたつもりだったのですが、実際には、それ以上の効果があったというわけなのです。

食べるだけで肌をきれいにしてくれる、というアンチエイジングの効果が……。

太らない、簡単手作りスイーツのコツは、5つです

間食をがまんするとダイエットに挫折する、ということをいやというほど知っている私は、迷うことなくおいしいスイーツを毎日食べています。

スイーツ、といっても、太らない、肌が荒れない、かゆくならない、のアンチエイジングなスイーツばかりです。

手作りのものもありますし、厳選した市販のものもあります。

私のように、スイーツなしでは1日も暮らせない甘党の方は是非、参考にしてください。

太らない簡単スイーツの作り方には、コツが5つあります。

一つ目のコツ

低カロリー高タンパク質なのに生クリームのようにリッチな舌触りの豆腐を使う

豆腐を使えば、カロリーが少ないだけでなく、女性ホルモンと同じような働きをして骨を強くしてくれたり、肌をきれいにしてくれる大豆イソフラボンがたっぷりとれます。

これなら太る心配はないし、肌がきれいになるのだから最高です！

豆腐を使ったスイーツは、いまやデパ地下の一番人気といってもいいくらい。結構値段は高いようですが、いつも行列ができています。豆腐をおいしくアレンジするのは、手間もかかりますから、売られているスイーツの値段がやや高めなのも納得です。

でも、私がおすすめする手作り豆腐スイーツは、まったくの手間入らずで、値段はとてもリーズナブル。

その秘密は、あの「風に吹かれて豆腐屋ジョニー」という超クリーミーな豆腐をそのまま使ってスイーツにしてしまうからです。

超クリーミー豆腐のきなこ黒蜜《くろみつ》（1人前）

【材料】超クリーミーな豆腐（例えば、「風に吹かれて豆腐屋ジョニー」など）70グラム、きなこ小さじ山盛り1、黒砂糖大さじ1、ミントの葉少々

①小鍋に水大さじ2と黒砂糖を入れて火にかけ、よく混ぜながら沸騰させます。
②火を止めて、黒砂糖がよく溶けているのを確かめます。
③その中に、きなこをざるでふるいながら入れ、とろりとなるまでよく混ぜ合わせます。
④皿に豆腐をおき、その上にきなこ黒蜜をかけます。ミントの葉をのせてできあがりです。

きなこ黒蜜は、作りおきしておくと便利です。冷蔵庫に入れて10日以上保存でき

ます。その場合の分量は、黒砂糖１００グラム、水２００ミリリットル、きなこ50グラムです。

スイーツが食べたくなったら、超クリーミーな豆腐を皿にのせ、きなこ黒蜜をとろりと上にかけていつでも食べてください。豆腐ときなこの脂肪以外、脂肪分がないのでヘルシー、低カロリーです。おまけに、豆腐、きなこの良質なタンパク質、黒砂糖の豊富なミネラルがバランスよくとれます。

ただし、豆腐は、クリーミーなら何でもおいしくできる、というものでもありません。豆の香りが強いな、と感じたら、豆腐の上にラムエッセンス（1瓶２２０円前後）を1、2滴たらしてみてください。豆腐がブラマンジェに変身します。

私は、「風に吹かれて豆腐屋ジョニー」がおすすめですが、まだ他にもスイーツに適した豆腐があると思います。皆さんも探してみてください。

超クリーミー豆腐のきなこ黒蜜

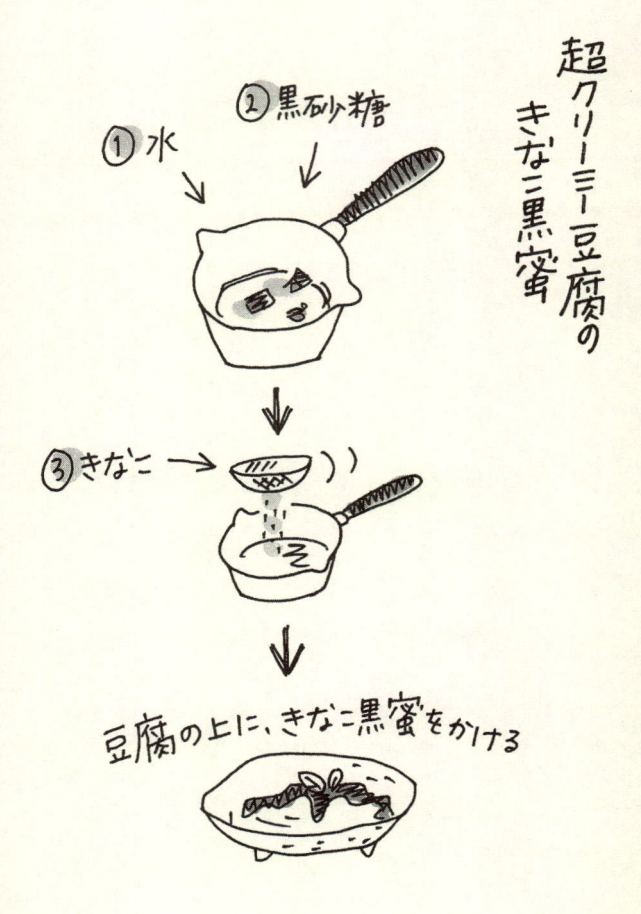

①水
②黒砂糖
③きなこ
豆腐の上に、きなこ黒蜜をかける

超クリーミー豆腐のすりごま黒糖ソース

【材料】超クリーミーな豆腐（例えば、「風に吹かれて豆腐屋ジョニー」など）70グラム、すりごま（白でも黒でも）小さじ山盛り1、黒砂糖大さじ1、ミントの葉少々

①小鍋に水大さじ2と黒砂糖を入れて火にかけ、よく混ぜながら沸騰させます。
②火を止めて、黒砂糖がよく溶けているのを確かめます。
③その中に、すりごまをざるでふるいながら入れ、とろりとなるまでよく混ぜ合わせます。
④皿に豆腐をおき、その上にすりごま黒糖ソースをかけます。ミントの葉をのせてできあがりです。

きなこ黒蜜のきなこをすりごまに替えて作ったソースです。骨や血管の老化を防ぐセサミンがたっぷりとれます。

超クリーミー豆腐のココアソース（1人前）

【材料】超クリーミーな豆腐（例えば、「風に吹かれて豆腐屋ジョニー」など）70グラム、ココア小さじ山盛り1、オリゴ糖大さじ1、豆乳大さじ1、ラムエッセンス1〜2滴、ミントの葉少々

①器に豆乳とオリゴ糖を入れてよく混ぜ合わせ、電子レンジで約30秒加熱します。

②その中に、ココアをざるでふるいながら入れ、完全にとろけるまでよく混ぜ合わせます。

③皿に豆腐をおき、その上にココアソースをかけます。ラムエッセンスをふりかけ、ミントの葉をのせてできあがりです。

ココアは、細胞の老化を防ぐ優秀なポリフェノールを豊富に含むアンチエイジングの代表的な食べ物です。

ココアの風味を大切にしたいので、香りの強い黒砂糖ではなくオリゴ糖を使います。オリゴ糖は、カロリーが砂糖の半分強。しかも、身体に吸収されにくいので、

その結果、体脂肪にもなりにくいという強みがあります。また、大腸に届いて、善玉菌であるビフィズス菌を増やしてくれるので、腸のトラブル解決にも一役買ってくれます。オリゴ糖は、砂糖に比べると、値段が3倍から4倍と高価ですが、ケーキを買うと思えば安いものです。

少々高くても、私は、オリゴ糖や黒砂糖を利用して、スイーツの呪縛《じゅばく》から逃れています。

超クリーミー豆腐の抹茶ソース（1人前）

【材料】超クリーミーな豆腐（例えば、「風に吹かれて豆腐屋ジョニー」など）70グラム、抹茶小さじ山盛り1、オリゴ糖大さじ1、豆乳大さじ1、ミントの葉少々

①器に豆乳とオリゴ糖を入れてよく混ぜ合わせ、電子レンジで約30秒加熱します。
②その中に抹茶をざるでふるいながら入れ、とろりとなるまでよく混ぜ合わせます。
③皿に豆腐をおき、その上に抹茶ソースをかけます。ミントの葉をのせてできあが

りです。

抹茶ソースを作る場合も、きれいなグリーンを生かすために黒砂糖を使いません。豆乳と抹茶のコンビネーションは、練乳のたっぷりかかった宇治金時の氷を思い出させてくれ、とてもおいしいです。

超クリーミー豆腐の杏ジャムソース（1人前）

【材料】超クリーミーな豆腐（例えば、「風に吹かれて豆腐屋ジョニー」など）70グラム、杏ジャム大さじ1、オリゴ糖大さじ1、レモン汁少々、ミントの葉少々

①杏ジャムとオリゴ糖をよく混ぜ、レモン汁を加える。
②皿に豆腐をおき、その上に①をかけます。ミントの葉をのせてできあがりです。

RECIPE

超クリーミー豆腐のプラムワインソース（1人前）

【材料】超クリーミーな豆腐（例えば、「風に吹かれて豆腐屋ジョニー」など）70グラム、ドライフルーツのプラム2粒、赤ワイン大さじ1、オリゴ糖大さじ1、レモン汁少々、ミントの葉少々

①器にワインとオリゴ糖を入れてよく混ぜ合わせ、その中に刻んだプラムを加え、電子レンジで約30秒加熱します。
②その中にレモン汁を入れます。
③皿に豆腐をおき、その上にプラムのワインソースをかけます。ミントの葉をのせてできあがりです。

2つ目のコツ
低カロリー、高タンパク質で、もちもちしたおいしさの生麩を使う

生麩のぜんざい（1人前）

【材料】生麩30グラム、ゆで小豆（缶詰）40グラム、サラダオイル少々、あれば塩昆布少々

①生麩を1センチの幅に切り、よく熱したフライパンにサラダオイルを薄くひいて両面を焼きます。
②ゆで小豆を耐熱容器に入れ、電子レンジで30秒加熱します。
③小鉢に焼いた生麩を入れ、その上から温めたゆで小豆をかけます。
④あれば塩昆布を添えてできあがりです。

生麩とゆで小豆のコンビネーションで、あの高級和菓子「麩まんじゅう」と同じ（ような？）味、風味が出ます。すごくおいしいです。

ゆで小豆は、缶詰でもいいのですが、乾燥小豆を煮て、オリゴ糖やカロリーゼロの「パルスイート」などを使うと、ほとんどカロリーの心配のないつぶあんがたくさん作れます。「カロリーカットのつぶあん」のレシピをご紹介します。

カロリーカットのつぶあん（作りおき用）

【材料】小豆300グラム、オリゴ糖100グラム、「パルスイート」50グラム、砂糖100グラム

①洗った小豆を鍋に移して水5カップを入れ、やや強火で煮ます。
②沸騰したら1カップのさし水をします。
③再び沸騰したらざるに上げてゆで汁を捨てます。
④小豆を鍋に戻し、水5カップを入れて中火にかけ、沸騰したら弱火にします。
⑤時々、水を足したり、アクを取り除いたりしながらやわらかくなるまで煮ます。
⑥指でつまんでつぶれるくらいの柔らかさになったら、オリゴ糖、「パルスイート」、砂糖などを数回に分けて入れて煮詰めます。

オリゴ糖も「パルスイート」も、熱に強いので加熱しても甘みは逃げません。甘さが足りないと思ったら、食べる時にオリゴ糖を足してください。

大量に食べると、お腹がゆるくなることがあります、と注意書きがありますが、このつぶあんを一度に食べるわけではないので、大丈夫だと思います。現に私は、この分量のオリゴ糖や「パルスイート」でつぶあんを作っていますが、お腹がゆるくなったことはありません。

砂糖だけで作るつぶあんと比べると、甘みがさっぱりして、物足りない！　と思われるかもしれませんが、カロリーが大幅にカットできるのですからダイエット中はこれを食べてください。安心です！

私はあんこが大好きなものですから、つい説明が長くなりました。

生麩のレシピに戻ります。

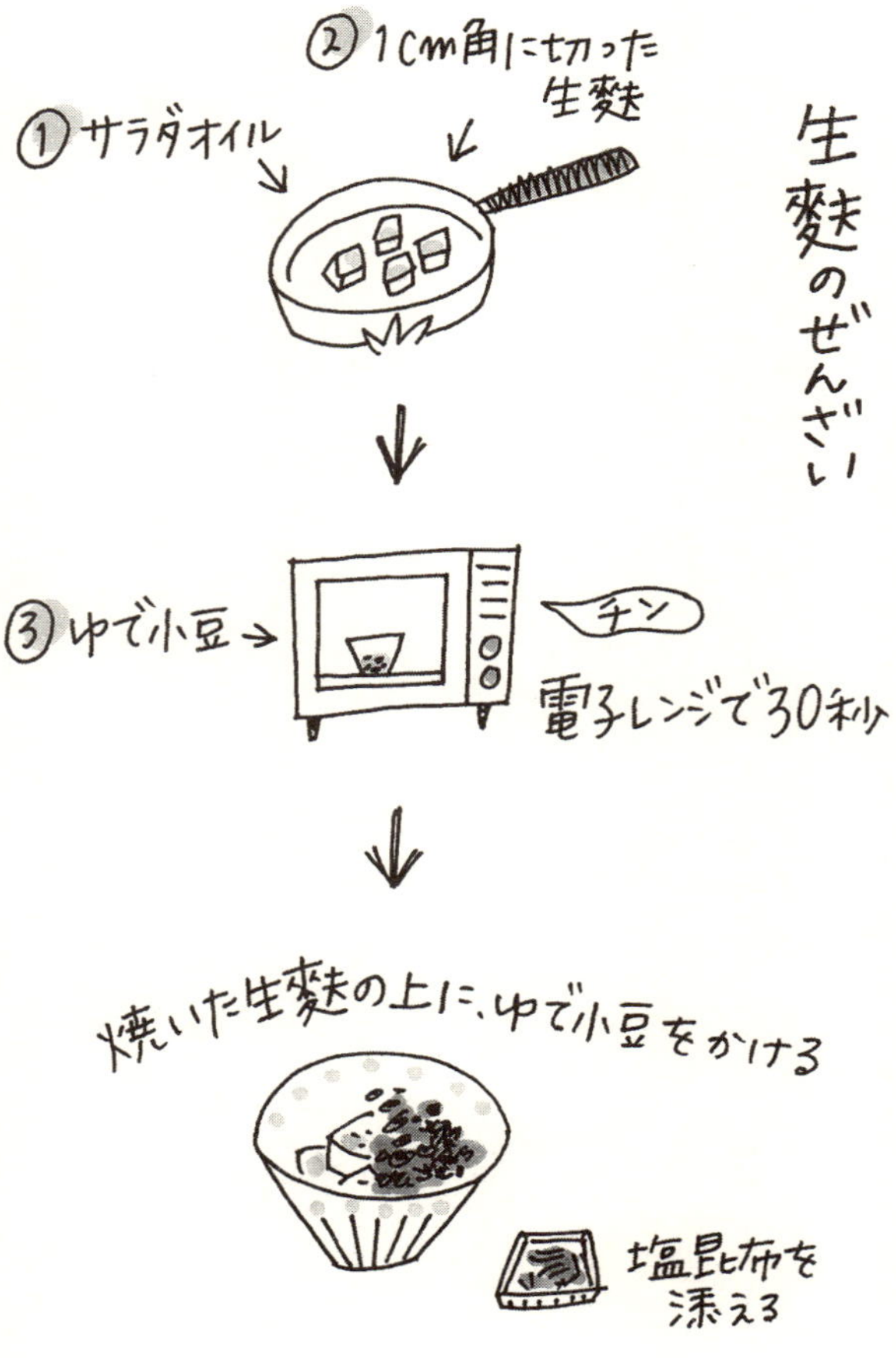
生麩のぜんざい
①サラダオイル
②1cm角に切った生麩
③ゆで小豆
チン
電子レンジで30秒
焼いた生麩の上に、ゆで小豆をかける
塩昆布を添える

生麩の磯辺焼き（1人前）

【材料】生麩30グラム、焼きのり3枚、しょうゆ少々、七味唐辛子少々、サラダオイル少々、あればスライスアーモンド少々

①生麩を1センチの幅に切り（30グラムで3枚になります）、よく熱したフライパンにサラダオイルを薄くひいて両面を焼きます。

②小皿にしょうゆと七味唐辛子を入れておき、それを焼けた生麩の両面にからめます。

③しょうゆのついた生麩の片面に、あればスライスアーモンドを2〜3枚ずつのせ、焼きのりでくるりと巻いたらできあがりです。

生麩のみたらし（1人前）

【材料】生麩30グラム、しょうゆ大さじ半分、オリゴ糖大さじ1、片栗粉小さじ半分、サラダオイル少々

①小鍋にしょうゆとオリゴ糖を入れて弱火にかけ、よく混ぜながらひと煮立ちさせ

ます。

②煮立ったら、片栗粉を水大さじ2で溶いたものを少しずつ入れ、とろみをつけます。

③生麩を1センチの幅に切り（30グラムで3枚になります）、よく熱したフライパンにサラダオイルを薄くひいて両面を焼きます。

④香ばしく焼けた生麩に、みたらしのたれをかけてできあがりです。

生麩のきなこ黒蜜かけ（1人前）

【材料】生麩30グラム、きなこ小さじ山盛り1、黒砂糖大さじ1、ミントの葉・サラダオイル各少々

①小鍋に水大さじ2と黒砂糖を入れて火にかけ、よく混ぜながら沸騰させます。

②火を止めて、黒砂糖がよく溶けているのを確かめます。

③その中に、きなこをざるでふるいながら入れ、とろりとなるまでよく混ぜ合わせます。

④生麩を1センチの幅に切り（30グラムで3枚になります）、よく熱したフライパンにサラダオイルを薄くひいて両面を焼きます。

⑤香ばしく焼けた生麩の上に、きなこ黒蜜をかけ、ミントの葉をのせたらできあがりです。

きなこ黒蜜だけでなく、先にご紹介したすりごま黒糖ソース、ココアソース、抹茶ソースなどを、両面こんがり焼いた生麩の上にかけると、他では味わえない甘く柔らかいスイーツができます。

生麩は、もちよりももっともちもちした食感。たまらないおいしさです。

生麩の材料は小麦粉ですが、タンパク質を取り出したものなので低カロリー。

値段が少々高く（かまぼこの大きさで1本450円前後）、スーパーマーケットではあまり見かけないのが残念なところです。デパートや専門店にありますので、ダイエット中、自分にごほうびをあげたい時などに食べてください。

3つ目のコツ
豆腐を練り込んでカロリーをカットした白玉を使う

女の人に限らず、男の人でも子供でも、白玉の嫌いな人はいないんじゃないでしょうか？

この便利な世の中にあって、白玉は、相変わらず作るのが面倒くさい食べ物です。インスタントやレトルトの白玉……探せばあるのでしょうが、あのつるつるとした冷ややかな舌触り、柔らかさは、インスタントではとうてい期待できません。

ボールに白玉粉を入れ、水を少しずつ加えながら、耳たぶのかたさになるまで神経をとがらせてこねてこねてこね続ける……水をちょっとでも入れすぎたら、もうまとまらない！　というスリルと、こねればこねるほど柔らかくなるという忍耐が、白玉のレベルを高いものにしているに違いありません。

忍耐という言葉が苦手な私でも、白玉をこねる時だけは、人が変わったように、無口な忍耐強い人間になってしまいます。

白玉には、なまけものを勤勉に変えるだけのおいしさがあるということなのです！

白玉はもち米が原料。たしかにカロリーは高いのですが、こんなにいとしい白玉なのですからダイエット中も別れて暮らすのは絶対にいやです。

そこで、白玉に絹ごし豆腐を加えてカロリーをカットするとともに、アンチエイジングの成分をプラスすることで折り合いをつけました。

豆腐入り白玉冷やしぜんざい（2人前）

【材料】絹ごし豆腐50グラム（1丁の1/4くらいです）、白玉粉50グラム、ゆで小豆80グラム

①ボールに白玉粉と豆腐を入れ、少しずつ水を加えながら、耳たぶの柔らかさになるようによくこねます。
②湯を沸かし、直径2センチほどに丸めて押しつぶした白玉をゆでます。
③一度沈んだ白玉が浮き上がってきたらすくって冷水の中にはなちます。

④白玉が冷えたら、すくい上げて皿にのせます。1人前が4個から5個になります。
⑤白玉の上に、ゆで小豆をかけてできあがりです。

絹ごし豆腐を混ぜた白玉は、まったくの白玉そのものですが、木綿豆腐を使うと、たちまちざらついた食感になるのでおすすめできません。

白玉の上にゆで小豆だけでなく、これまでご紹介したきなこ黒蜜、すりごま黒糖ソース、ココアソース、抹茶ソース、杏ジャムソース、プラムワインソースなどをかけて食べていただければ、それぞれ違ったおいしさが楽しめます。

しょうゆと焼きのりを使った磯辺焼きも、みたらしのたれ味もよく合います。

4つ目のコツ

豆乳とオリゴ糖で大幅にカロリーカットしたカスタードクリームを使う

白玉も大好きだけれど、私はカスタードクリームの大ファンでもあります。

豆腐入り 白玉冷やしぜんざい

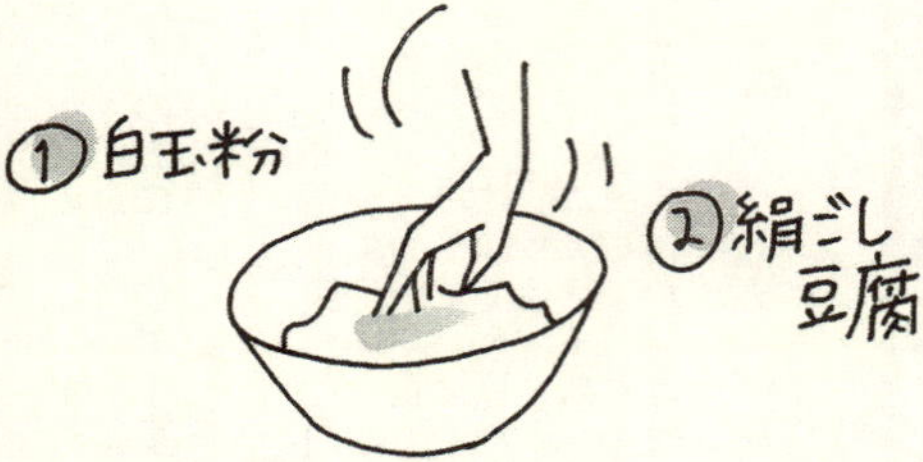

水を少しずつ加えながらこねる

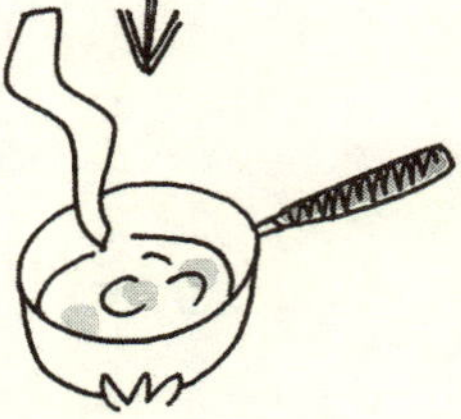

白玉をゆでて冷水にはなつ

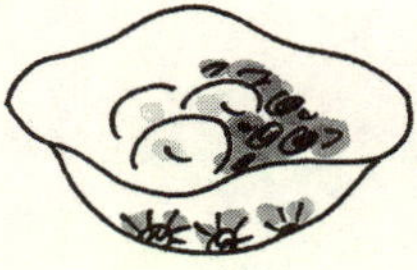

白玉の上にゆで小豆をかける

カスタードクリームやカスタードプリンは、有名なパティシエがカロリーにかまわず生クリームたっぷりに作ったものでなければ、もともとあまりカロリーの高くない洋菓子です。

ダイエット中でも食べてもかまわないスイーツなのですが、手作りでさらにカロリーをカットして、いつでも安心して食べられるカスタードクリームにします。

ポイントは、豆乳を使うことと、グラニュー糖の代わりにオリゴ糖を使うことです。

作り方は、すごく簡単。あっという間にできてしまいます。

カロリーカットの簡単カスタードクリーム（1人前）

【材料】豆乳100ミリリットル、卵黄1個分、オリゴ糖大さじ1、ラム酒小さじ半分（なければラムエッセンス7滴）、コーンスターチ小さじ1、バニラエッセンス2～3滴

①小鍋に豆乳と卵黄とオリゴ糖とラム酒を入れ、そこにコーンスターチをざるでふ

るいながら加えます。
②泡立て器でよく混ぜ合わせ、充分に混ざったら弱火にかけます。
③しばらくの間、火にかけながら泡立て器で混ぜていると、全体にとろみがついてまわりに小さな泡がぷつぷつ立ち始めます。この時、鍋底が焦げないようにさらに火を弱くし、泡が多くなったら、火からおろします。
④粗熱が取れた頃、バニラエッセンスを2〜3滴ふりかけたらできあがりです。

たったこれだけの手間で、生クリームも砂糖も使っていないのに、なめらかで香りのよいカスタードクリームができます。

温かいうちは、ちょっと甘みが足りないな、と思うかもしれませんが、大丈夫！冷蔵庫で冷やせば、ちゃんと甘くなります。

このカスタードクリームにもっと高級感を出したいと思ったら、バニラエッセンスの代わりにバニラビーンズを使ってください。有名パティシエにも負けないカスタードクリームができます（と、私は思っています）。

この低カロリーのカスタードクリームを多めに作っておき、いろいろなものと組み合わせて、おいしい低カロリーのケーキを作ってみます。

例えば……。

カロリーカットのティラミス（1個）

【材料】超クリーミーな豆腐（「一つ目のコツ」参照）30グラム、カロリーカットのカスタードクリーム大さじ2、一つ目のコツで作ったココアソース大さじ1、カステラ1片（4センチ角、1センチの厚み）、ラムエッセンス3滴、エスプレッソコーヒー（なければ、濃いめのコーヒー）大さじ2、オリゴ糖小さじ2、杏ジャム小さじ1、ココアパウダー適量

①エスプレッソコーヒーにオリゴ糖を入れて、よく混ぜる。
②①にカステラを浸し、よくしみ込ませます。
③ケーキ皿の上に、エスプレッソコーヒーをしみ込ませたカステラをおきます。
④カステラの上に、カスタードクリーム大さじ1をのせます。

⑤その上に、超クリーミーな豆腐をそっとのせ、ラムエッセンスを落とします。
⑥その上に、杏ジャムをのせます。
⑦その上に、ココアソースをかけます。
⑧その上に、さらにカスタードクリームを大さじーをのせ、最後に、ココアパウダーをざるでふるってかければできあがりです。

ティラミス、といえばマスカルポーネチーズと生クリームをふんだんに使って濃厚な味に仕上げた高カロリーのシンボルみたいなケーキです。

でも、私が作って食べているのは、このように、カロリーをカットしたソースやクリームだけを使ったもの。おまけに、チーズの部分が豆腐なのですから、カロリーの心配なしに食べられます。

チーズと豆腐では、あまりにも違いすぎない？　と疑問を持たれる方は、是非一度作ってみてください。ココアやカスタードクリームや杏ジャムとの一体感で、それが豆腐でできている、とは思いもつかない味になっていますから。

ダイエット中でも、カロリーをカットする手間をちょっとかければ、甘くこってりしたティラミスが食べられる、ということなのです。

もっと高級感が欲しかったら、ラムエッセンスの代わりにラム酒を2、3滴使ってください。風味が違ってきます。

豆腐入り白玉のカスタードクリームのせ（1人前）

【材料】3つ目のコツで作った豆腐入り白玉5個、カロリーカットのカスタードクリーム大さじ2、杏ジャム小さじ1、ミントの葉少々

①皿に豆腐入り白玉をおき、その上に杏ジャムをのせます。

②その上にカロリーカットのカスタードクリームをのせ、ミントの葉で飾ります。

白玉の上に杏ジャムを小さじ1のせることで、酸味がプラスされ、よりおいしくなります。

生麩のカスタードクリームのせ（1人前）

【材料】生麩30グラム、カロリーカットのカスタードクリーム大さじ1、1つ目のコツで作ったココアソース小さじ1、サラダオイル少々、ミントの葉少々

①生麩を1センチの厚さに切り、熱したフライパンにサラダオイルをひいて、両面を焼きます。

②香ばしく焼けた生麩を皿におき、その上にココアソースをかけ、カスタードクリームをのせます。

③最後にミントの葉をトッピングしてできあがりです。

冷やしカスタードクリームぜんざい（1人前）

【材料】2つ目のコツで作ったカロリーカットのつぶあん大さじ山盛り1、カロリーカットのカスタードクリーム大さじ山盛り1、豆乳大さじ1、バニラエッセンス2滴、ミントの葉少々

①カスタードクリームに豆乳を加えてのばし、冷たくしておきます。

②器の真ん中に、つぶあんをアイスクリームのような形におきます。
③そのまわりに、豆乳でのばしたカスタードクリームを注ぎ、バニラエッセンスを落とします。
④つぶあんの上にミントの葉をのせてできあがりです。

白玉、生麩、つぶあん、ココアソース、抹茶ソース、カスタードクリーム、クリーミーな豆腐などをいろいろに組み合わせれば、たくさんのおいしくて低カロリーのスイーツができあがります。

皆さんも、その時の気分で、オリジナルなスイーツを作って楽しんでください。

5つ目のコツ
ダイエットに必要な、酵素たっぷりの甘い果物と野菜を使う

言うまでもなく果物は、甘くておいしく、しかもビタミンやアンチエイジングの

成分が豊富に含まれている心強いスイーツです。

りんご、いちご、メロン、ぶどう……果物はカロリーが低いとはいえませんが、普通の量を食べる限り、カロリーの心配をする必要はありません。

ただし、晩ごはんの後、デザートとしてたくさんの果物を食べると、翌朝体重が増えると思います。

果物は、昼間の間食として食べてください。

野菜にも、甘くおいしいものがたくさんあります。身の部分が、赤、だいだい、黄色などの暖色の野菜は甘い、とつねづね私は思っているのですが……。

例えば、ピーマンも緑のものは甘くないけれど、赤や黄色、オレンジ色のものは甘いです。濃い赤のフルーツトマト、オレンジ色のかぼちゃ、黄色のとうもろこし、さつまいも……など、おやつとして食べても満足できる甘さだと思います。

RECIPE

かぼちゃの蒸し煮（1人前）

【材料】栗かぼちゃ小ぶりのもの1/4個

食べやすくカットした栗かぼちゃを鍋に入れ、ひたひたの水で中火で煮ます。

かぼちゃは、中火でコトコト煮るととても甘くなります。

さつまいもの蒸し煮（1人前）

【材料】さつまいも小ぶりのもの1/2本

食べやすくカットしたさつまいもを鍋に入れ、ひたひたの水で中火で煮ます。

さつまいもも、中火でゆっくり煮ると甘みが増します。

りんごとさつまいものレーズン煮（1人前）

【材料】りんご1/4個、さつまいも小ぶりのもの1/4本、レーズン大さじ1、レモン汁少々

①小鍋に一口大にカットしたさつまいもとひたひたの水を入れ、5分ほど煮ます。

②煮えかけたさつまいもの上に、スライスしたりんごを並べ、レーズンを散らし、レモン汁をかけて、ふたをして煮ます。

③さつまいもが完全に柔らかくなったらできあがりです。

酸味のきいたさつまいもがさっぱりとおいしいスイーツです。

冷やして、カロリーカットのカスタードクリームとミントの葉をのせると、買ってきた洋菓子のようにリッチなスイーツになります（と、私は信じています）。りんごとさつまいもとレーズンは、とても相性がいいので、いろいろなスイーツにアレンジします。甘みと酸味とボリュームが揃っているのですから、ダイエット中にはとても魅力的。しかも、ビタミン類、鉄分も豊富で肌にうるおいと透明感を与えてくれるトリオです。

間食大好き、スイーツ命！　の私ですから、レシピはまだまだたくさんあるのですが、これくらいにしておきます。皆さんも、ご自分の好みであれこれ作ってみてください。

間食として食べても大丈夫な市販のスイーツ

憎き体脂肪の原料は、糖分と脂肪の合体物です。

口から入った食べ物は、身体の中で吸収、分解、合成などという込み入った作業が繰り返され、最後に糖質と脂質が合体されて体脂肪になります。

体脂肪をつくりたくないと思ったら、このどちらかが最後まで残らないように、エネルギーとして使ってしまえばいいわけです。

なのに……。ご丁寧に最初から、糖質と脂質のくっついた食べ物を大量に食べるとどうなるでしょう？　それらが、体脂肪になってしまうのは、火を見るよりも明らかです。

例えば、かりんとう。糖質の小麦粉をみっちり固めて油で揚げ、その上に大量の砂糖でべったりコーティングしてあります。さらに、その上からざらめをまぶしてあるものもあります。しかもかりんとうは、一口食べたらやめられない、止まらない、の代表的なお菓子。これこそ、糖分と脂肪分のくっついた食べ物を大量に食べて、体脂肪をせっせとつくってしまう、という典型のお菓子なのです。

市販のお菓子の中にも、ダイエット中に食べても大丈夫なものと、食べると心配なものがあります。

付録２●ダイエット中、食べても大丈夫なスイーツ、ダメなスイーツ

ダイエット中、食べても大丈夫なスイーツ

●食べても安心な和菓子

あんこの串団子…タンパク質の割合が多く、脂肪はほとんどありません。

みたらし団子…体脂肪になりにくい材料でできています。

ういろう…脂肪が少なく、カロリーが低い割には満腹できます。

水ようかん…ほとんどが水分なので、甘い割には安心な和菓子です。

ところてん…酢じょうゆをかけて食べるならいくら食べても大丈夫。

くずきり…黒蜜を控えめにすると、カロリーの心配なく食べられます。

わらびもち…さつまいものでんぷんが原料。タンパク質のきな粉とのコンビは、栄養的にもおすすめです。

くずもち…黒蜜をたっぷりかけなければ、オーケーです。

温泉まんじゅう…たいていは小さいので、カロリー的にも安心です。

今川焼…腹持ちがいい割には、カロリーが低いです。

草餅…大きいものでなければ、エネルギーとして消費できます。

麩まんじゅう…糖分だけなので、昼間食べるなら、体脂肪になりにくい。

ちまき…腹持ちもよく、エネルギー源としても優秀です。

くずまんじゅう…水分が多いので、カロリーの心配をしなくてすみます。

あんみつ…寒天はカロリーほとんどゼロで、腸の調子を整えます。

みつ豆…えんどう豆のタンパク質は良質です。

しょうゆせんべい…せんべい類は、小さくて揚げていないものなら大丈夫。

あめ…カロリーカットのあめならなお安心。黒糖がおすすめです。

くず湯…空腹を癒してくれるありがたいスイーツです。

●食べても安心な洋菓子

フルーツゼリー…ほとんどが水分。砂糖もほどほどなので安心です。

コーヒーゼリー…添付のクリームを使わなければなお安心です。

カスタードプリン…高級品には生クリームなど脂肪が多いので、普通のものを。

カスタードシュークリーム…高級品はカロリーが高い。片側の皮を残す勇気を！　生クリームの入っているものは避けること。

エクレア…食べるなら普通のもの。チョコのついた皮を半分残して！

ワッフル…クリーム入りなら高カロリー。ジャム入りなら大丈夫。

ホットケーキ…バターを塗ったら高カロリー。シロップで食べてください。

パンケーキ…脂肪分は少ないですが、たくさん食べると体脂肪に。

マシュマロ…脂肪分はゼロ。コラーゲンが含まれています。

ドロップ…口寂しい時、カロリーカットのものを。

コーンフレーク…コーンフレークは少なめにし、牛乳や豆乳をたくさんかけて食べると、空腹が忘れられます。

ラクトアイス(低脂肪)…アイスでも、低脂肪をうたってあれば、安心です。

シャーベット…乳脂肪がなく、糖分だけなので、アイスの中ではおすすめ。

菓子パン…昔ながらのあんパンならカロリーの心配はありません。

スイートポテト…高級店のものは、バターと生クリームが多いです。

ダイエット中、食べたら体脂肪になってしまうスイーツ

●食べると心配な和菓子・中華菓子

かりんとう…脂肪分と糖分がたっぷり、体脂肪の原料そのもののお菓子です。

芋かりんとう…普通のかりんとうよりさらに体脂肪になりやすいです。

揚げせんべい…想像以上に脂肪と糖分がたっぷり。体脂肪の素を食べているようなものです。

揚げまんじゅう…油で揚げたまんじゅうは、小さくても即体脂肪になります。

甘納豆…1つ1つのカロリーは小さくても、後を引くので要注意！

カステラ…それほど甘くないけれど、脂肪分が案外多いです。

月餅…まわりの部分にも、あんこにもたっぷり脂肪が使ってあります。

中華あんまん…あんこに驚くほどたくさんのラードが使ってあるので、高カロリーです。

中華クッキー…砂糖とラードのかたまり。しかも大きいので、高カロリーです。

●食べると心配な洋菓子

チョコレート…ホワイトチョコ、ミルクチョコ、ブラックチョコ、の順で高カロリー。

アイスクリーム…高級なアイスは脂肪分と糖分が驚くほど多いです。

ソフトクリーム…アイスクリームよりはましですが、コーンを全部食べると完全なカロリーオーバーになります。

ポテトチップス…3分の1以上が脂肪分。油とじゃがいものコンビは特に太りやすいです。

コーンスナック…味はあっさりしていても、脂肪分はたっぷり。

デニッシュペストリー…おいしいものはバターと砂糖がふんだんに使ってあります。

ドーナッツ…柔らかくなればなるほど脂肪分が多いので高カロリー。

ショートケーキ…おいしいケーキは小さいものでも、300キロカロリー以上です。

アップルパイ…パイのおいしさは、バターのおいしさです。

クッキー…おいしくなればなるほど、バター、生クリームが多いということです。

ビスケット…クッキーを大きくしたようなものなので、クッキーより高カロリー。

フルーツケーキ…バターを使えば使うほどおいしくなります。ドライフルーツの糖分も多いです。

クラッカー…つまんだだけで脂肪分の多いのがわかります。

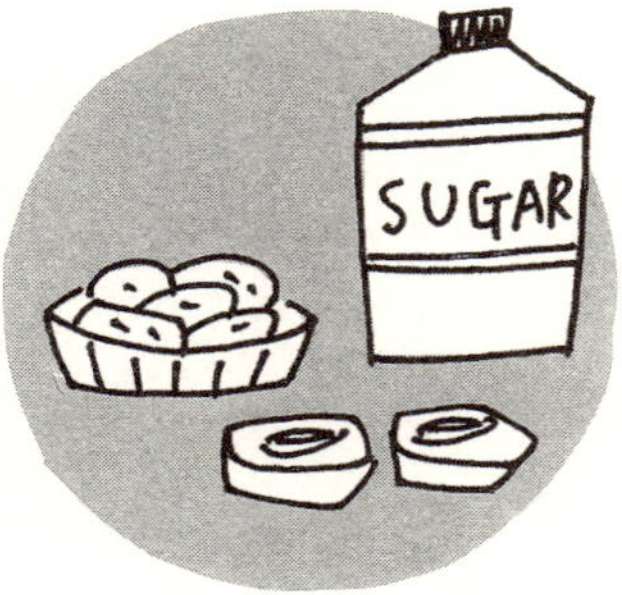

Part 5

ダイエットの強力な裏ワザ、
作りおきメニューが、ダイエットを
らくらく成功させる！

ダイエットに最適な
簡単作りおきメニューとレシピ

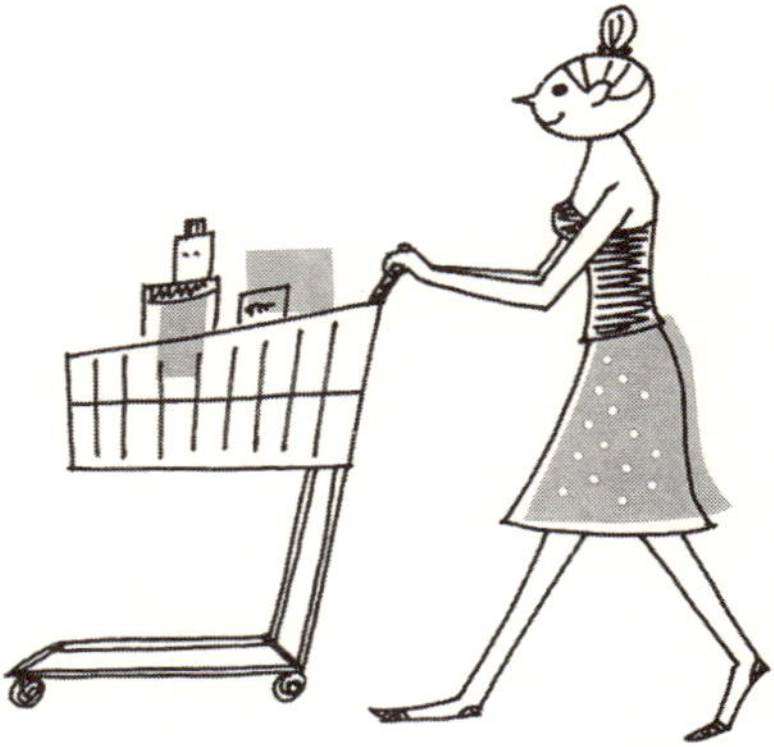

栄養のあるものを少しずつ食べることが、ダイエット最速の道……。だけれど……

人生のほとんどの時間、ダイエットのことばかり考え続けてきた私は、ダイエットにはいろいろな裏ワザがある、ということもよく知っています。

作りおきメニューをいろいろ考えておくとダイエットがうまくいく

……というのも、強力な裏ワザの1つです。

作りおきメニューとダイエット。

どんな関係があるのかご説明しますと……。

健康を保ちつつ、しかも、肌にうるおいを持たせながらダイエットしようと思ったら、栄養のあるものを食べる必要があります。

ところが、どんなに栄養のある食べ物でも、2、3種類しか食べないと、バランスが悪くて健康を害し、肌も乾燥してしまいます。

ダイエットにとって最も理想的な食べ方は、
栄養のある食べ物を、
ほんの少しずつ、
たくさんの種類を食べることです。

そういう食べ方をしていると、まず、血管が丈夫になります。血管が丈夫になると、血流がスムーズになって、余分なコレステロールや脂肪の流れをよくしてくれるので、体脂肪もたまりにくく、やがて、体脂肪の少ない身体になるのです。

これこそが、ダイエットの成功です。

また、栄養のあるものを少しずつ、たくさんの種類を食べると、身体や肌の細胞1つ1つにいろいろな栄養が行き渡ります。すると、新陳代謝も活発になって、古い細胞や傷ついた細胞が追い出され、元気のいい新しい細胞が表面に出てくるので、肌はつやつやになります。

ダイエットしたい人にも、美肌になりたい人にも、栄養のあるものを少しずつ、たくさんの種類を食べるのが最速の方法だ、ということは間違いないのですが、ここには1つだけ大問題があるのです！

それは……

そんなこと面倒くさいっ！！！

ということです。

考えてもみてください。

いくらダイエットのためだとはいえ、食事のたびに、栄養のある食材を少しずつ用意して、鍋やフライパンをいっぱい汚しながら、たくさんの種類のメニューを作れと言われても、そんなもの作れるものじゃありません。

こんな面倒くさいことするくらいなら、もう痩せなくてもいい！　とあきらめてしまうのではないでしょうか？　普通。

もちろん、私もそうでした。

そこで、なんとか裏ワザを使って、この大問題を乗り越えられないかと考えたのです。

そして、ひらめいたのが、作りおきのメニュー。

これで、大問題も簡単にクリアできてしまいました。

1つの食材に3つの味つけをするのが作りおきのコツ

作りおきメニュー。

時間のある時に、3日か4日はもつおかずをまとめて作っておくのです。そうすれば、食事のたびにいろいろなものを作る必要がありません。

お腹が空いた時、冷蔵庫の中をのぞいて、すぐに食べられる手作りのものが数種類入っていると、すごく幸せな気持ちになるのは私だけでしょうか？

しかも、ダイエットに適した食材と調理法で作ってあるのですから、安心して食べられます。

いろいろなものに箸を伸ばして少しずつ食べている間に、たいした量を食べていなくても、お腹がいっぱいになってしまいます……。ここが、作りおきメニューの最大の強み！

あれやこれやを少しずつ食べるのですから
時間がかかり、
あまり食べてないうちに満腹感がやってきて、
ダイエットが成功する、
というのが狙いです。

さて、作りおきメニュー、というと、なんだか手間がかかりそう、と思われるかもしれませんが、なまけものの私が考えることですから、これ以上簡単にはできない、と断言できるほど簡単です。

基本的には、1つの食材を、3つの味に分けて作りおきします。

例えば、かぼちゃ半分を買ってきたとしますと……。

3分の1を、みそ漬けに、

3分の1を、焼きマリネに、
3分の1を、和風に、
するのです。

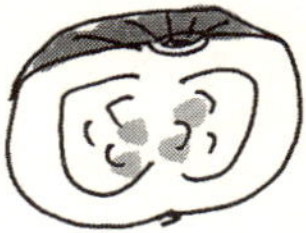

かぼちゃの作りおき

【かぼちゃの下ごしらえ】よく洗ったかぼちゃ半分の種とわたをスプーンで取り除き、全体をラップで包んで電子レンジで7分加熱します。柔らかくなったところに包丁を入れ、3等分して3通りに調理します。

☆みそ漬けにする

【材料】かぼちゃ、みそ大さじ2、酒大さじ2、ごま油小さじ1
①かぼちゃを1センチ幅のくし形に切ります。
②下ごしらえで充分柔らかくなっていなかったら、様子を見ながら、さらに2分ほど電子レンジで加熱します。柔らかくなっていたらそのまま使います。
③みそと酒とごま油を混ぜ合わせたものの半量を、平たい保存用容器に入れます。
④そこに厚地のペーパータオルを敷き、その上に、かぼちゃを並べます。
⑤かぼちゃを厚地のペーパータオルでおおい、その上に残りのみそと酒とごま油を混ぜたものをのばします。
⑥ふたをして、冷蔵庫へ。

2日後には味がしみ、1週間ほどおいしく食べられます。

☆**焼きマリネにする**
【材料】かぼちゃ、サラダオイル大さじ半分、ポン酢しょうゆ大さじ2、七味唐辛

子少々

①かぼちゃを1センチ幅のくし形に切ります。

②下ごしらえで充分柔らかくなっていなかったら、様子を見ながら、さらに2分ほど電子レンジで加熱します。柔らかくなっていたらそのまま使います。

③フライパンを熱し、サラダオイルをひいて、かぼちゃを両面焼きます。

④平たい保存容器にポン酢しょうゆと七味唐辛子少々を入れておき、香ばしく焼けたかぼちゃをその中に漬けます。

かぼちゃの甘さと、唐辛子のきいたポン酢しょうゆがよく合います。

作りおきするつもりが、全部食べてしまいたくなるおいしさです。

☆和風にする

【材料】かぼちゃ、かつおだし1カップ、しょうゆ小さじ1、酒小さじ1、サラダオイル小さじ1

①かぼちゃを2センチくらいの食べやすい大きさに切ります。
②鍋にかつおだし、しょうゆ、酒を入れ、かぼちゃも入れて火にかけます。
③かぼちゃが柔らかく煮えたら、サラダオイルを加えてかぼちゃにからませます。
④冷めたら、保存用容器に入れて、冷蔵庫で保存します。

かぼちゃの作りおきは、冷蔵庫で1週間以上保存できます。

少しだけでもオイルを使うと、体内への吸収がよくなります。

かぼちゃは、ビタミンA・C・Eの美容ビタミンを持つ野菜です。私は、家で食事をする時は毎食必ずほんの少しでも食べます。3種作っておくと、飽きません。

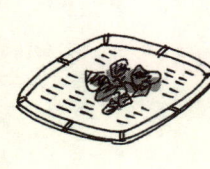

きくらげの作りおき

【きくらげの下ごしらえ】 きくらげには2種類あります。両面が黒いものは、水でもどすと、つるりとしてとても柔らかくなります。裏が白いものは、湯でもどしても、こりこりした歯触りが消えません。作りおきには、裏が白いものが適していると思います。よく洗って、10分くらい湯につけてもどし、熱湯でさっとボイルして、水を切り、よく熱したフライパンに薄くサラダオイルをひいて、両面焼きます。乾燥状態で10グラムのきくらげが、35グラムくらいになります。

☆みそ漬けにする

【材料】 きくらげ35グラム（乾燥状態なら10グラム）、みそ大さじ2、みりん大さじ1、酒大さじ1

①下ごしらえしたきくらげのいしづきを切り取り、一口大にカットします。

②みそとみりんと酒をよく混ぜ合わせたものの半量を、小さめの平たい保存用容器の底に敷きます（私は、ミニトマトが入っている10センチ角くらいのプラスティッ

クケースを利用しています)。

③その上に、容器の大きさに合わせてカットしたペーパータオルをのせ、その上にきくらげを並べます。

④そのきくらげをペーパータオルでおおい、その上に残りのみそとみりんと酒を混ぜたものをのばします。

☆ドレッシング漬けにする

【材料】きくらげ35グラム、ノンオイルの青じそドレッシング適量、七味唐辛子ひとふり

①下ごしらえしたきくらげのいしづきを切り取り、一口大にカットします。

②保存用のびん(私はジャムの空きびんを使っています)にきくらげを入れ、きくらげがかくれるまで、ノンオイルの青じそドレッシングを注ぎ、七味唐辛子をふる。

☆ピリ辛中華味にする

【材料】きくらげ35グラム、豆鼓《トウチ》大さじ半分、豆板醤《トウバンジャン》小さじ半分、中華だしの素小さじ1、酒大さじ1、ごま油数滴

①下ごしらえしたきくらげのいしづきを切り取り、一口大にカットします。

②器に豆鼓、豆板醤、中華だしの素、酒を入れてよく混ぜ合わせ、電子レンジで30秒加熱します。

③保存用のびん（私はジャムの空きびんを使っています）にきくらげを入れ、その上から、②を熱いうちに注ぎ入れ、最後にごま油を落とします。

きくらげは、味がしみにくいので、３日ほど経ってから食べます。それぞれ違った味が楽しめます。とてもこりこりしてお酒のつまみにおいしい！

鉄とカルシウム、食物繊維が特に多いので、お腹や肌の調子に自信がない女性には特にありがたい食べ物です。

やまいもの作りおき

【やまいもの下ごしらえ】約250グラムのやまいも（中くらいの太さのやまいも15センチくらい）の皮を厚くむき、アクを取るために酢水に5分ほどつけておきます。

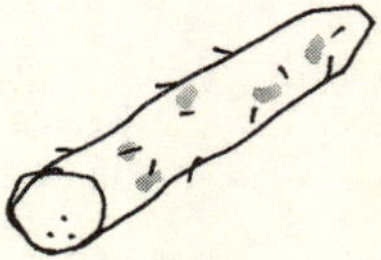

☆ごまだれに漬ける

【材料】やまいも80グラム、市販のごまだれ（しゃぶしゃぶ用）適量

①やまいもを、3ミリくらいの短冊に切ります。

②保存用びん（私はジャムの空きびんを使っています）にやまいもを入れ、やまい

もの分量の1/3くらいがかくれる程度に、ごまだれを注ぎます（しばらくすると、やまいもがしんなりするので、ごまだれは少なめで結構です）。

③びんのふたを閉め、ごまだれがやまいも全体にからまるように、びんを静かに振ってください。

☆**イタリアンドレッシングに漬ける**

【材料】やまいも80グラム、市販のイタリアンドレッシング適量

①やまいもを3ミリくらいの短冊に切ります。

②保存用びん（私はジャムの空きびんを使っています）にやまいもを入れ、やまいもの分量の1/3くらいがかくれる程度に、イタリアンドレッシングを注ぎます（しばらくすると、やまいもがしんなりするので、ドレッシングは少なめで結構です。イタリアンだけでなく、お好みのドレッシングを利用してみてください）。

③びんのふたを閉め、イタリアンドレッシングがやまいも全体にからまるように、びんを静かに振ってください。

☆おかかポン酢に漬ける

【材料】やまいも80グラム、ポン酢しょうゆ適量、おかか2グラム

①やまいもを3ミリくらいの短冊に切ります。

②保存用びん（私はジャムの空きびんを使っています）にやまいもを入れ、やまいもの分量の1/3くらいがかくれる程度に、ポン酢しょうゆを注ぎます（しばらくすると、やまいもがしんなりするので、ポン酢しょうゆは少なめで結構です）。

③その上から、なるべく細かいおかかを入れます。

④びんのふたを閉め、ポン酢しょうゆとおかかがやまいも全体にからまるように、びんを静かに振ってください。

やまいもは、味のしみるのが早いので、1時間ほどしたらおいしく食べられます。あまり時間をおくと、味が濃くなります。3日以内に食べてください。おかかをプラスすることで、味がマイルドになりますので、お好みなら、3種類すべてに使

ってください。やまいもとおかかの組み合わせは、特に疲労回復に役立ちます。

やまいもは、いも類の中で唯一生で食べられるものです。生で食べられるということは、各種の貴重な酵素がとれるということです。肌の新陳代謝をよくし、細胞の老廃物を追い出してくれる成分も入っています。

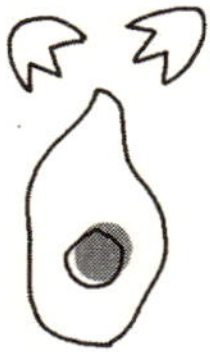

卵の作りおき

【卵の下ごしらえ】卵10個を半熟のゆで卵にします。半熟にするには、たっぷりの水の中に塩少々と新鮮な卵を入れ、沸騰してから大体4分くらいで火からおろすといいと思いますが、卵の大きさ、火加減によっても違います。皆さんのいつもの要領で半熟のゆで卵を作ってください。半熟卵は、殻がむきにくいのですが、ボールに氷を入れた冷水を用意しておき、ゆであがったらすぐにあみじゃくしですくって冷水の中に移すと、比較的楽に殻がむけます。卵をゆですぎると、どんなにいい味つけをしてもおいしくできあがりません。

☆和風の煮卵にする

【材料】半熟のゆで卵4個、めんつゆ大さじ2

①ゆで卵の殻をむき、背の高いびん（私は、コーヒーを保存するガラスびんを使っています）に入れます。

②小鍋にめんつゆと水100ミリリットルを入れ、沸騰させます。

③沸騰したら、熱いうちに、卵の入っているびんに注ぎ入れます。

めんつゆと水の割合は、1対4くらいですが、お好みで加減してください。びんに入れた時、卵がつゆでかくれるようにします。

☆カレー味の煮卵にする

【材料】半熟のゆで卵3個、調味料入りのカレーパウダー大さじ1

①ゆで卵の殻をむき、背の高いびんか、背の高い厚手のグラスに入れます。
②小鍋に水100ミリリットルとカレーパウダーを入れ、沸騰させます。
③沸騰したら、熱いうちに卵の入っているびんに注ぎ入れます。

翌日には、カレー味がしみておいしくなります。

☆卵のみそ漬けにする

【材料】半熟のゆで卵3個、みそ大さじ2、みりん大さじ1、酒大さじ1

①みそとみりんと酒をよく混ぜ合わせたものの半量を、小さめの平たい保存用容器の底に薄く敷きます（私は、トマトが4つ入って売っているプラスティックケースを利用します。使い終わったらそのまま捨てられるので便利です）。
②その上に、容器の大きさに合わせてカットした厚地のペーパータオルをのせます。

③ゆで卵をその上に並べます。

④3つ並べた卵をペーパータオルでおおい、その上に残りのみそとみりんと酒を混ぜたものを薄くのばします。

みその量が少ないようですが、これだけで充分味がつきます。みそをたっぷりのせると塩辛くなります。

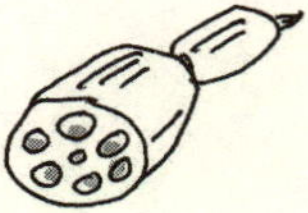

れんこんの作りおき

【れんこんの下ごしらえ】 300グラムのれんこんの皮をむき、1ミリか2ミリの薄さにスライスします。大きいものは、食べにくいので、半分にカットします。鍋に水3カップと酢大さじ1とスライスしたれんこんを入れて、火にかけます。5分ほどボイルして、柔らかくなったらざるで水を切ります。

☆**甘酢ピクルスにする**

【材料】れんこん100グラム、黒酢大さじ2、みりん大さじ2、かつおだしの素小さじ1、昆布2センチ四方、たかの爪1本

①小鍋に黒酢、みりん、かつおだしの素、水50ミリリットルを入れてひと煮立ちさせます。

②広口の保存用びんに、昆布と下ごしらえしたれんこんを入れ、その上から①を注ぎ入れます。

③たかの爪を入れます。

かつおだしの素が少量入っているので、マイルドな酢の味に仕上がります。

☆**和風れんこんにする**

【材料】れんこん100グラム、めんつゆ大さじ2、みりん大さじ1

①小鍋にめんつゆ、みりん、水100ミリリットルを入れてひと煮立ちさせます。

②広口の保存用びんに下ごしらえしたれんこんを入れ、その上から①を注ぎ入れます。

お好みで、めんつゆを使わず、かつおのだしから作れば、さらにおいしくなります。

☆**チリソース味のれんこんにする**

【材料】れんこん100グラム、黒酢大さじ1、みりん大さじ1、酒大さじ1、中華だしの素小さじ1、ケチャップ大さじ1、ラー油数滴

①小鍋に黒酢、みりん、酒、中華だしの素、ケチャップ、水大さじ1を入れてひと煮立ちさせます。

②広口の保存用びんに、下ごしらえしたれんこんを入れ、その上から①を注ぎ入れます。
③最後にラー油を落とします。

その他の作りおき

1つの食材を3つの味に分けて作りおきする方法、大体わかっていただけたと思います。

その他にも、作りおきに適した食材はたくさんあります。

それらの食材と、調理する時のポイントを書き出しますので、お好みの味にアレンジして作ってみてください。

高野豆腐の作りおき

【材料】高野豆腐5個（約80グラム）、めんつゆ大さじ2、みりん大さじ1

①大きめのボールに50℃のお湯をたっぷり用意します。

②高野豆腐をその中に浸して、柔らかくなるのを待ちます（商品によってかかる時間が違いますが、大体2分くらいから5分くらいで柔らかくなります）。
③柔らかくなったら、よくしぼります（水洗いはしません）。
④1枚を6個くらいの大きさに切ります。
⑤鍋に水2カップ、めんつゆ、みりんを入れ、火にかけたら高野豆腐をその中に入れ、10分くらい煮ます。

薄味になっていますので、この後、ペーパータオルを使ってみそ漬けにしたり、酢みそ味にしたり、お好みの方法で味をつけて作りおきしてください。

薄味で煮た高野豆腐を細かく切って、サラダにトッピングしたり、オムレツの具にしてもおいしいです。

高野豆腐を煮る時には、必ず塩やしょうゆなどを入れた煮汁で煮てください。水で煮ると、煮くずれることがあります。

こんにゃくの作りおき

【材料】こんにゃく1個（200グラム）、めんつゆ大さじ2、みりん大さじ1

①こんにゃくの片面に細かい切り目を入れ、2センチ角に切ります。
②鍋に湯を沸かし、こんにゃくをゆでて、ざるにとります。
③鍋にめんつゆ、みりん、水2カップ、ゆでたこんにゃくを入れ、味をつけます。

薄味になっていますので、さらにお好みの味をつけてください。

砂糖大さじ半分と、しょうゆ大さじ半分を煮詰めたものに下ごしらえしたこんにゃくを入れてからめ、七味唐辛子とすりごまを混ぜたもの、青のり、きなこなどをまぶすと、お洒落なつまみになります。

干ししいたけの作りおき

【材料】干ししいたけ40グラム、めんつゆ大さじ2、みりん大さじ1、しいたけのもどし汁カップ1

①干ししいたけをひたひたの水につけてもどします(夏なら、冷蔵庫に入れます)。もどし時間は、肉厚のどんこなら4時間から6時間。普通のしいたけなら2時間から3時間が目安です。もどし汁はとっておきます。

②鍋にめんつゆ、みりん、水1カップ、しいたけのもどし汁、干ししいたけを入れ、火にかけて煮ます。

煮えた干ししいたけを、保存用びんに入れて冷蔵庫に入れておけば、1週間もちます。

刻んで冷ややっこのトッピングにしたり、だし巻き卵の具にしたり、サラダにのせたり、納豆と混ぜたり、湯通ししたわかめとあえてもおいしいです。しいたけは、ローカロリーの優秀なダイエット、アンチエイジング食品です。毎食、少しずつでも食べるようにしてください。

にんじんの作りおき

【材料】にんじん3本、オリーブオイル大さじ1、オリゴ糖大さじ2、塩小さじ1/3

①にんじんは皮をむいて、1センチの厚さの輪切りにします。
②鍋にオリーブオイル、オリゴ糖、塩を入れ、ひたひたになるくらいの水を入れます。
③アルミホイルで落としぶたをし、火にかけて20分ほど煮ます。
④落としぶたを取り、水気が残っていたら、強火で水気がなくなるまでさらに煮詰めます。

にんじんをオリーブオイルで煮詰めておくと、保存もききますが、食べた時に体内への吸収がよくなります。トマトとにんじんを毎朝食べると、ダイエット効果と美容効果だけでなく、肝臓がんなどを予防してくれる、という研究発表もあります。

にんじんの甘みとオリゴ糖の甘みがきいて食べやすくなっていますので、小腹が空いた時に、ちょっとしたおやつ代わりにもどうぞ。

かぶの作りおき

【材料】かぶ3個、オリーブオイル大さじ1、オリゴ糖大さじ1、粉末コンソメ大さじ半分

①かぶは皮をむいて、1個を6等分します。
②鍋にオリーブオイルを入れ、かぶとオリゴ糖を入れてよく炒めます。
③かぶに少し色がついたら、粉末コンソメと水100ミリリットルを加え、水分がなくなるまで煮詰めます。

かぶは、火が通りやすいので、短時間でできます。魚のソテーなど魚料理のつけあわせに作りおきしておくと便利で、メニューがお洒落になります。

….. Part 6 …..

簡単にできて疲れない
でも、体脂肪が燃える運動

食事とあわせて効果を確実にする！らくらく運動レシピ

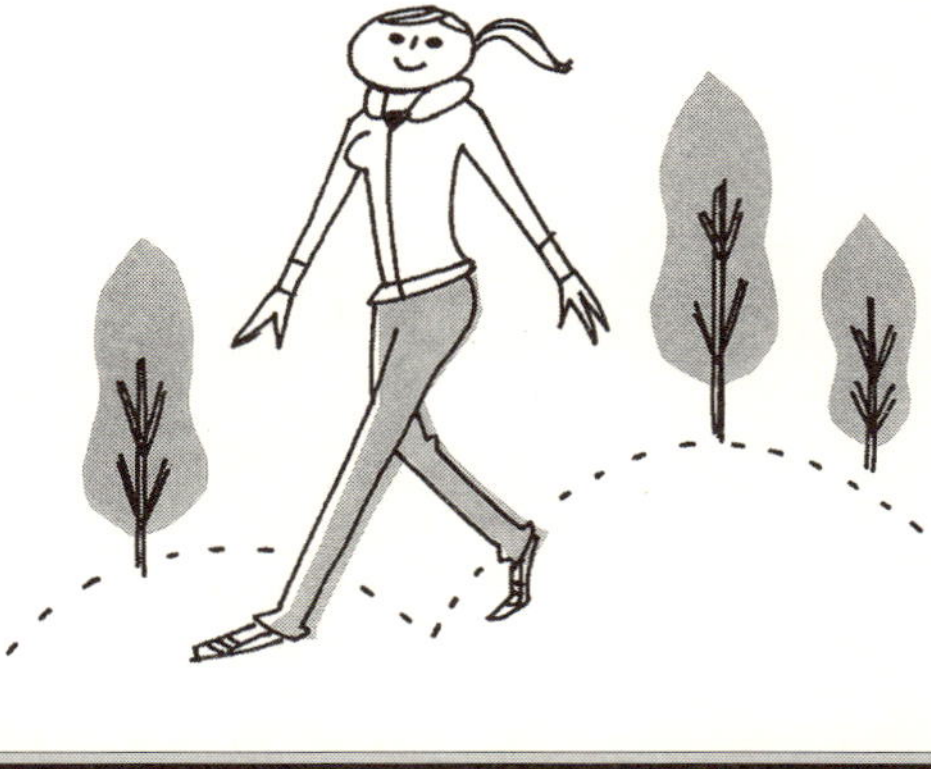

1日おき、30分の速足散歩で、運動不足にさようなら!!

人にはそれぞれ、思わず耳をおおいたくなるような苦手な言葉が1つや2つはあると思います。

私の場合は、特にたくさんありまして「年末の大掃除」「換気扇の油汚れ」「歯の定期検査」……など、数えきれないのですが、中でも最も苦手なのは「運動不足」という言葉でした。

やらなきゃ、やらなきゃ、このままじゃまずい！　と年がら年中プレッシャーに感じていたものだから、この言葉を聞くとぞーっとしたのです……と、過去形で言えるのは、今の私が、完全に運動不足のプレッシャーから解放されているからなのですが……。

こういう言い方をしますと、私がすごいことをやったように思われるかもしれま

せんが、実際は、
晩ごはんの後しばらくして、
30分かそこら速足で散歩しただけです。
それも毎日ではなくて、
1日おきに。
たったこれだけなのに、
いつの間にか足は引き締まり、
ポッコリ出ていたお腹はへこみ、
ウエストも細くなり……
おまけに、筋肉が元気なものだから
基礎代謝量まで上がって
痩せ体質の身体になったのです。
やはり、痩せたい人間にとって、運動不足は絶対に損！　ということを、私は、
はっきり思い知らされたわけです。

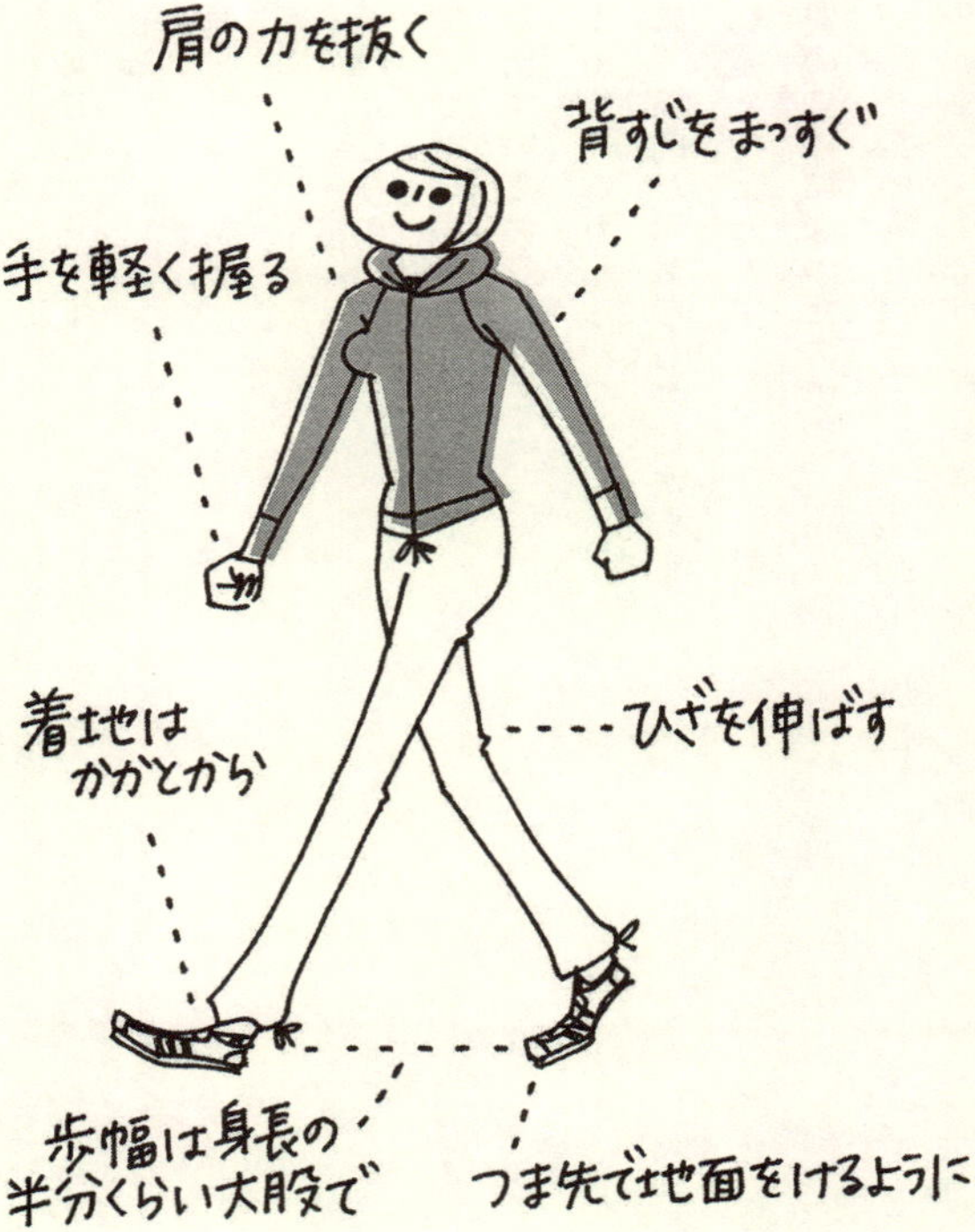
肩の力を抜く
背すじをまっすぐ
手を軽く握る
着地は
かかとから
ひざを伸ばす
歩幅は身長の
半分くらい大股で
つま先で地面をけるように

私自身が体験したものですから、「痩せたい！」と願う皆さんに、この30分速足散歩を自信を持っておすすめしてきたわけなのですが、ここにきて、1つ、難問にぶつかってしまいました。

速足で散歩できる場所や時間がない時は？

それは、散歩する場所と時間の問題です。

速足散歩について詳しく書いた前著『晩ごはんダイエット』を読んでくださった方からこんなご質問をいただきました。

「自宅の近くに、速足で散歩できるような公園や道路がないのです。どうしたらいいでしょう？」

という内容でした。

たしかに、言われてみればそのとおりです。どこにでも散歩できる公園や道路があるとは限りません。

別の方からは「最近、事件が多いので、夜、散歩するのが怖いのです。昼間でもいいのですか?」というご質問もいただきました。

たしかに……そのお気持ちわかります。危険をおかす必要は絶対にありません。でも、大丈夫です。ここで、ちゃんとお答えしたいと思います。

たまたま、これらのお手紙をいただいた頃、私自身もなかなか散歩の時間を作れなかったものですから、部屋の中でできる運動をあれこれ工夫していたところだったのです。

少しやってみると、

家の中の運動でも、

ちゃんと結果が出るということがわかりました。

たしかに、30分の速足散歩は効果があるけれど、家の中でも、運動不足は解消できる、つまり体脂肪の燃焼効果があるのです。ご安心を!

テレビを見る時、立ち見席で、運動不足解消！

1日のうち、
3時間立っていると、
運動不足の解消に役立つ、

とずいぶん前から言われています。

3時間立つ……お勧めしている方なら、知らないうちに3時間くらい立っているかもしれませんが、1日中家にいると、ちょっとあやしい。

私の場合、立っているのは、洗面所で歯を磨いたり顔を洗ったりしている間と、台所で食事の支度をしている時くらいです。

前者はともかく、食事の支度は非常に簡単なものですから、トータルしても、やはり3時間はかかっていないと思います。

そこで、私は考えました。

家の中で、一番時間を費やしていることを、立ってすればいいのだと。

理屈の上からいえば、これは名案です。

考えてみると、一番時間を費やしているのが睡眠……これは、どうしても立てません。次に費やしているのが、テレビです！

テレビを立って見るのは喜びが半減しそうだけれど、この際、ぜいたくなことはいえません。

ある日、私は1時間ものの大好きなドラマの初めから終わりまでを「意地でも座るものか！」という滅多にしない堅い覚悟を持ってやり通しました！

その結果！　これは、予想外だったのですが、とてもいい気持ちだったのです。やり遂げたことがいい気持ちだったのと、運動不足にならずにすんだ、という満足感がいい気持ちだったのと、実際、足がいい気持ちだったのです。

実は、立ってドラマを見るつもりが、立っていられなかったのです。実際やってみると、1時間もじーっと立っていられるものじゃありません。

血液は、足の裏まで流れていくと、今度は心臓に引き返さなければいけないのですが、じーっと立っていると、はずみがつかないものだから、血液は心臓に引き返すのが大変になります。その結果、血液が足の裏あたりにたまります。すると、足が痛くなります。足がむくんでいる状態、がこれです。

それを解決するためには、その場で足をちょっと動かせばいいのです。すると、はずみがつくものだから、血液は、足から心臓に向かって楽に引き返せます。

……というわけで、

身体は正直ですから、

１時間じーっと立っている予定が、

実際には、その場で足踏みをしないわけにいかなくなったのです。

その結果、結構な運動量になり、１時間のドラマが終わった時には、足が疲れるどころか、足が軽くなっていい気持ちだった、

というわけなのです。

スクワットしながらテレビを見ると、基礎代謝量がアップ

私は、うれしくなりました。

テレビを見ながらでも、

体脂肪を燃焼させる有酸素運動ができる、

ということがはっきりわかったのですから。

ついでに、もう少しきつい運動をしながらテレビを見たら、2日分の運動不足解消ができるんじゃないか、と私の夢はふくらみました。

私にとってきつい運動の最高峰は、スクワットです。

スクワットは、動作がゆっくりだから、その分、筋肉にかかる負担が強くて、消費カロリーも高いのです。その上、確実に筋肉が鍛えられるので、基礎代謝量が上がります。基礎代謝量さえ上がれば、もうこっちのもの。ダイエットが楽にできる

し、リバウンドもしません。

ダイエットにいいことずくめのスクワットだけれど、1つだけいやなことがあります。それは……つらい！　ということです。

でも、大好きなドラマを見ながらやれば、少しはつらくないかなあ、と思い、挑戦してみることにしました。
①肩幅の広さに足を広げます。
②両手を頭の後ろで組みます。
③太ももが床と平行になるように、静かに膝《ひざ》を折っていきます。この時、つま先より前に、膝が出ないようにします。背中は、伸ばしたままです。
④ゆっくり、戻ります。
呼吸は、動きを始めた時に口から吐き、戻る時に鼻から吸います。

本格的にスクワットをやろうと思ったら、もっといろいろな約束事がありますが、運動不足の解消にはこれで充分です。

さらに、スクワットはひたすらそれを続けるよりも（続けられませんが）、有酸素運動と組み合わせるほうが、体脂肪の燃焼が速い、といわれています。うれしいことです。つまり、

スクワットを5回したら、

その場で足踏みを5分間すればいいのです。

それを、3セットやります。これで、30分くらいかかります。

体調のいい時には、倍の6セットやれば、私の狙いどおり、翌日の運動までできてしまいそうです。

初挑戦した私の感想ですが、スクワットしながらテレビを見るのは、思ったよりもつらくなかったです。5回くらいすぐにすんでしまいますから。

これは明日の分、これはあさっての分、と欲張っているうちに、9セットがらくらくできてしまいましたが、ドラマの内容はさっぱりわかりませんでした。

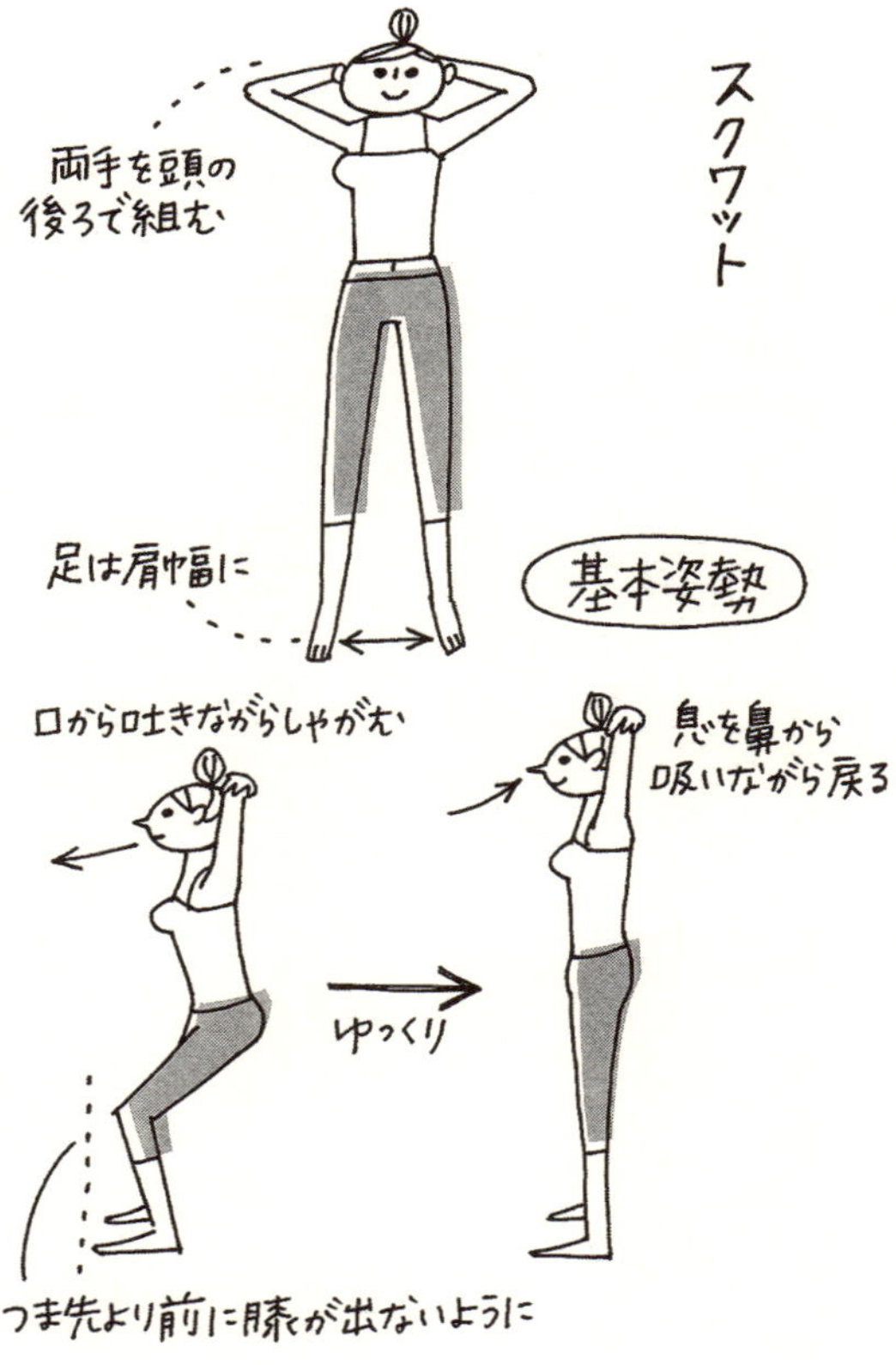
スクワット
両手を頭の
後ろで組む
足は肩幅に
基本姿勢
口から吐きながらしゃがむ
息を鼻から
吸いながら戻る
ゆっくり
つま先より前に膝が出ないように

本を読みながらできる、確実な腹筋運動

夜、ベッドに入って、少しだけ本を読んで眠るのが昔からの私の習慣です。毎晩のことですから、この時間をうまく利用すれば、何か運動ができるのじゃないかと考えたところ、いいアイデアが見つかりました。横たわっていることをうまく利用した腹筋運動です。

①横たわったら、両膝を揃えて曲げます。

②肩をベッドから少し浮かせ膝のあたりを見るようにします。当然、頭も浮きます。

③この状態で、本を読みます。

ええっ！　と、非難の声が聞こえてきそうです。

そんな無理な姿勢で本なんか読みたくないよ！　とおっしゃりたいのだと思います。でも、一度やってみてください。みぞおちのあたりがぶるぶる震えてきて、腹筋が引き締まっているたしかな手応《てごた》えを感じますから……。

こうでもしないと、なかなか腹筋運動ってできません（私は）。長時間する必要はないのです。身体を持ち上げたり下ろしたりする必要もないのです。

この姿勢で本を読むだけです（別に読まなくてもいいんですが）。

毎晩、

この姿勢で５分間本を読めば、

１ヶ月後には、

ポッコリお腹が解消できます。

そう思えば、簡単なこと、です。

人が何と言おうと、私は今のところ、この腹筋運動が気にいっています。

本を読みながら、に違和感のある方は、テレビを見ながら、でもいいと思います。

その場合は、両手があいているのだから、頭の後ろで組んでください。

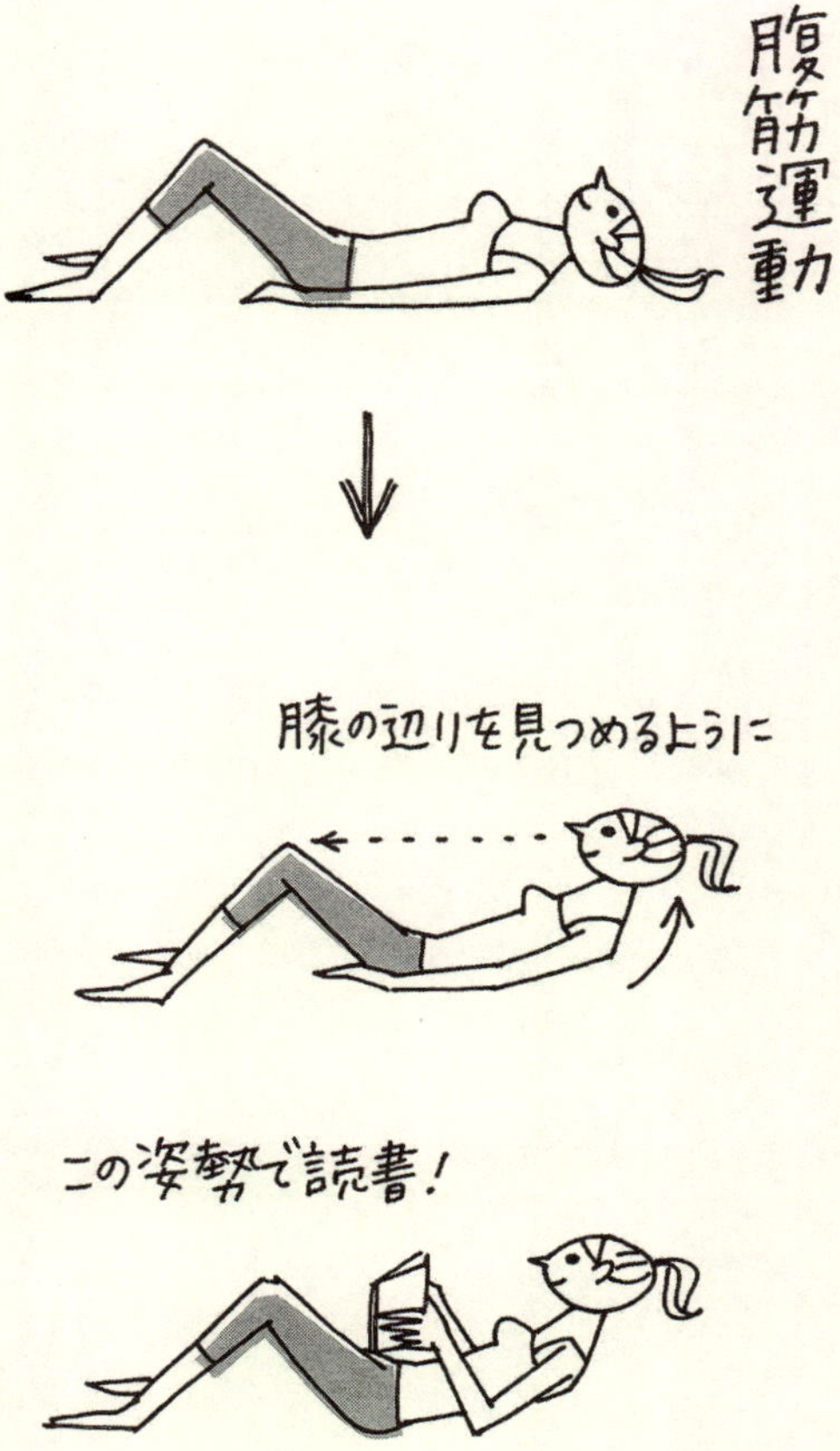
腹筋運動
膝の辺りを見つめるように
この姿勢で読書！

家の中では、ももを上げて歩く「兵隊さん歩き」を！

座って仕事をする時間が長い私は、家の中を歩く時に、ちょっとした工夫をしています。

「兵隊さん歩き」というものです。

この呼び方だけで、想像がつくかもしれません。

そうなのです、歩く時にももを思いきり高く上げ、両腕を元気よく前後に振って歩くのです。ちょっと人には見せられませんが……。

ただし、両腕を思いきり前後に振って歩くと、家具やドアなどにぶつけることがありますから、よく注意してください。

それにしても、

もも上げ歩きはかなりハードな運動で、

消費カロリーも大きいと思います。

その証拠にちょっと歩いただけで、汗をかいてしまいます。

もう1つ、家の中での歩き方に「ファッションショー歩き」というのがあります。ウエストを大げさにひねりながら、大股で歩くのです。これも、ちょっと人には見せられません。

どちらの歩き方も、

大げさにやればやるほど、

全身運動になります。

私は、パソコンの作業で肩が凝った時など、「ファッションショー歩き」で簡単に解消しています。ウエストを左右にひねると、当然、どちらかの肩がぐっと前にきます。と同時に反対側の肩が後ろに反ります。それは、肩甲骨をかわるがわるぐいっと伸ばしていることなので、何歩か歩いている間に肩が軽くなるというわけなのです。

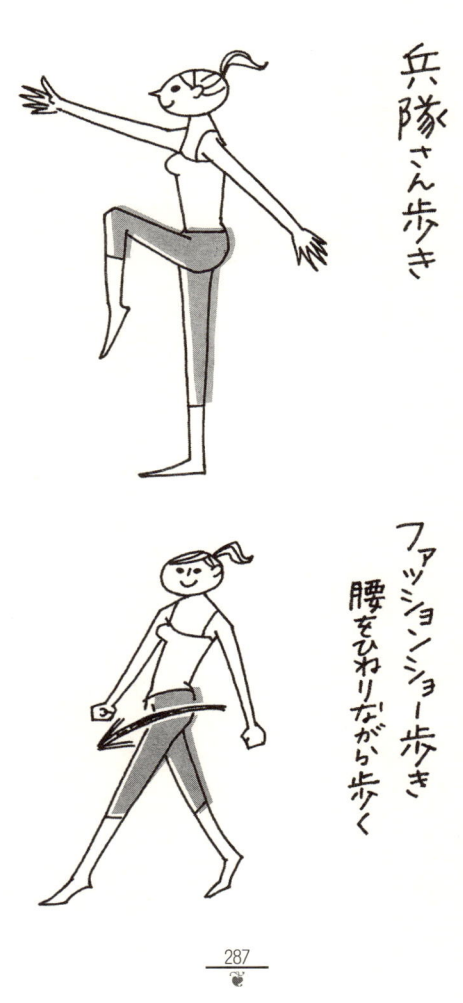

兵隊さん歩き

ファッションショー歩き

腰をひねりながら歩く

スーパーの階段では、1段飛ばしで、三段腹飛ばし！

スーパーマーケットに買い物に行った時には、階段を利用させてもらっています。高齢のお客様も多いからか、スーパーマーケットの階段は、1段の高さが低く設計されているようです。この低さが、階段で有酸素運動しようとしている私にはとてもありがたいのです。

何をするかというと、「階段の1段飛ばしで、三段腹飛ばし」の運動です。

階段を1段飛ばしながら、

上までゆっくり昇ります。

これだけのことで、大腰筋、太ももの前面にある大腿四頭筋《だいたいしとうきん》、お尻《しり》を支える大殿筋など、インナーマッスルと呼ばれる身体の深いところにある筋肉がよく動き、鍛えられるのです。

これらの筋肉が鍛えられてよく動くようになると、どんないいことがあるかと言いますと……。

まず、この運動を続けているうちに、筋肉が丈夫になって姿勢がよくなります。姿勢がよくなると、血行がよくなり、体内のすみずみまで血液が届いて細胞が活発になるので、体脂肪が燃えやすくなります。

体脂肪が燃えやすくなる、ということは、体脂肪が減ることです。すると、体温が少し下がります。

その結果、筋肉がエネルギーを燃やして、下がった体温を上げようとします。ということは、血行がよくなり、細胞が活発に動いて体脂肪が燃えやすくなります。するとまた、体温が下がります。その結果、筋肉がエネルギーを燃やして……というサイクルが繰り返されているうち、体脂肪だけが減り、筋肉が残ってますます痩せやすい身体をつくるのです。

1段飛ばしをしているうち、三段腹のポッコリお腹だって、たちまち解消される、ということです。

お腹ポッコリを解消したいと思ったら、スーパーにお買い物に行ったついでに、是非、1階から最上階まで、1段飛ばしで昇ってみてください。

階段の後ろ向き歩きは、前向きの2倍の消費エネルギー

さらに、スーパーの階段というのは、利用している人がほとんどいません。売り場面積の割には、エレベーターやエスカレーターの台数が多く、便利なので、お客様がそれらを利用しやすいからだと思います。

誰もいないのを見計らって、私は階段の後ろ向き歩きをします。後ろ向き歩きをするには、手すりをしっかり持っていることが絶対の条件です。

階段の後ろ向き歩き……やってみると、結構、難しいものです。後ろが見えないので、怖いのです。特に降りる時は、足を踏み外しそうで不安です。だから、つい

へっぴり腰になってしまいます。遠くから私を見ている人がいるとしたら、きっと大笑いしていることでしょう。

でも、怖がって、腰をつき出しているとかえって筋肉に余分な負担がかかり、傷めてしまいます。それでは無意味です。

怖がらないコツは、ちらちら後ろを振りかえらないこと、です。そして、自信を持って歩くのです。すると、いつの間にか慣れてきます。姿勢もよくなり、スッスッと歩けるようになります。

後ろ向きで歩くのは、前向きで歩くより約2倍の消費エネルギーがかかるといわれています。こんなに苦労して後ろ向きで歩いているのですから、そのくらいのメリットがないと合いません。

つまり、

ウォーキングなら30分かかって燃える体脂肪が、

後ろ向きだと15分ですむ、

という計算なのです。

階段の後ろ向き歩きは、慣れるのに時間がかかりますが、慣れてしまえば、ふだん余り使わない筋肉が鍛えられて、基礎代謝量もアップします。つまり、痩せ体質をつくってくれる運動なのです。

でも、くれぐれも無理はしないでください。

ストレッチの決定版は、片手バンザイ！

家の中で最も簡単にできる運動はストレッチ運動です。

ストレッチは、軽い運動のように見えますが、実はすごいパワーを持っているのです。

毎日はげしく身体を動かしているプロの運動選手でも、トレーニングの最初にストレッチをしないと、大けがをする危険があるのだそうです。

逆に言うなら、私のようにダイエット目的で運動するのは、上手にストレッチさえすれば、運動不足解消になり、筋力が上がって基礎代謝量アップにも役立ってくれるのです。

すぐに効果が実感できるストレッチをご紹介しましょう。

片手バンザイ

脇腹、肩、腕の筋肉がいっぱいに伸びて、とても気持ちのいいストレッチです。ふだん、あまり伸ばすことのない筋肉ですから、初めてこの「片手バンザイ」をすると、少し痛く感じるかもしれません。テレビを見ながらでもできます。

①壁に身体を横向きに合わせて立ちます。

②壁側の片腕をバンザイするように上げて壁にぴったり沿わせます。身体もぴったり壁にくっつけます。

この時、上げた片腕が耳にくっつくようにします。

③そのまま、口からゆっくり息を吐き、吐き終わったら、鼻から息を吸います。そ

の呼吸を10回繰り返します。

④腕を換えて、同じことを繰り返します。

自分のお好みの回数続けてください。

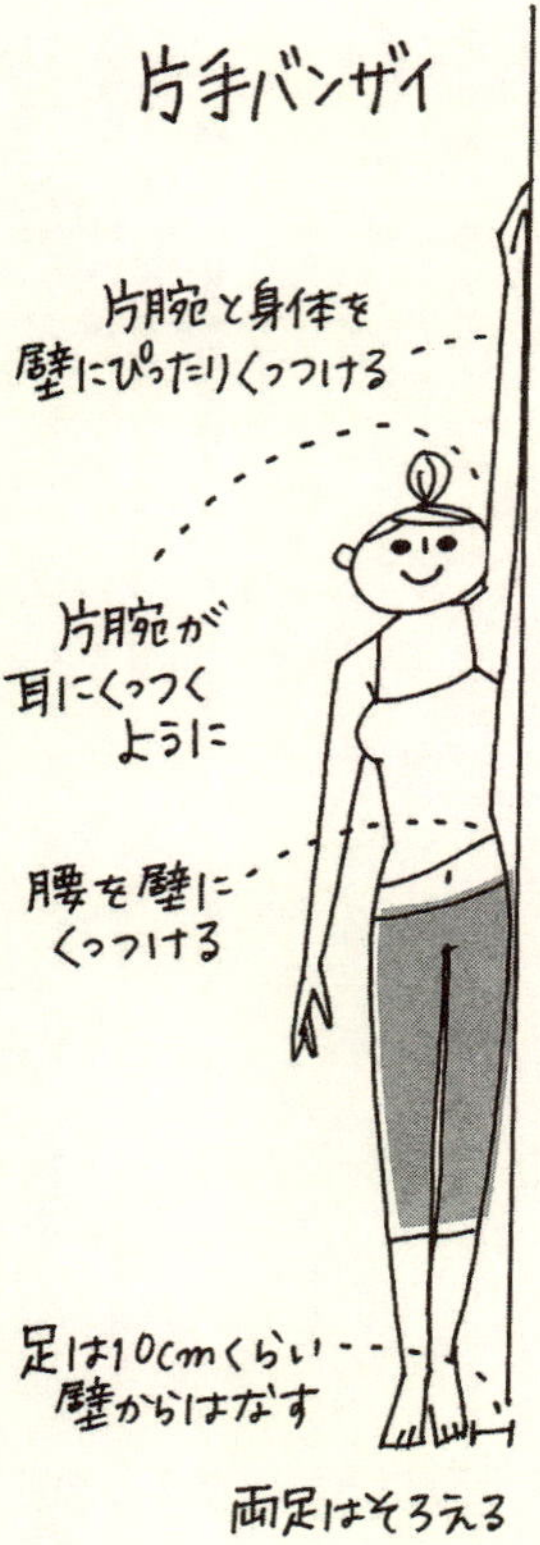
片手バンザイ
片腕と身体を
壁にぴったりくっつける
片腕が
耳にくっつく
ように
腰を壁に
くっつける
足は10cmくらい
壁からはなす
両足はそろえる

足の指隠し

座っている時のストレッチです。

食事をする時、デスクで書き物をする時、つい猫背になってしまいますが、この「足の指隠し」を意識していると、背中がピンと伸びます。

①イスに座ったら、膝から下をイスの下に入れながら、足の指の上側（爪のある側）を床側につけます。
②そのまま、足の指全体を床に強くくっつけます。
③床に強くくっつけている足の指全体の力を緩めます。
④これを繰り返します。

たったこれだけのことですが、足の指の上側を強く床につけると、不思議なことに背中がぐいっと伸びます。しかも、ふくらはぎや背中がとても気持ちいいのです。

この姿勢で食事するのは、ちょっとリラックスできない、と思うかもしれませんが、本当は、食事の時こそこの姿勢をキープしてほしいのです。姿勢がよいのは、体脂肪燃焼の基本なのです。

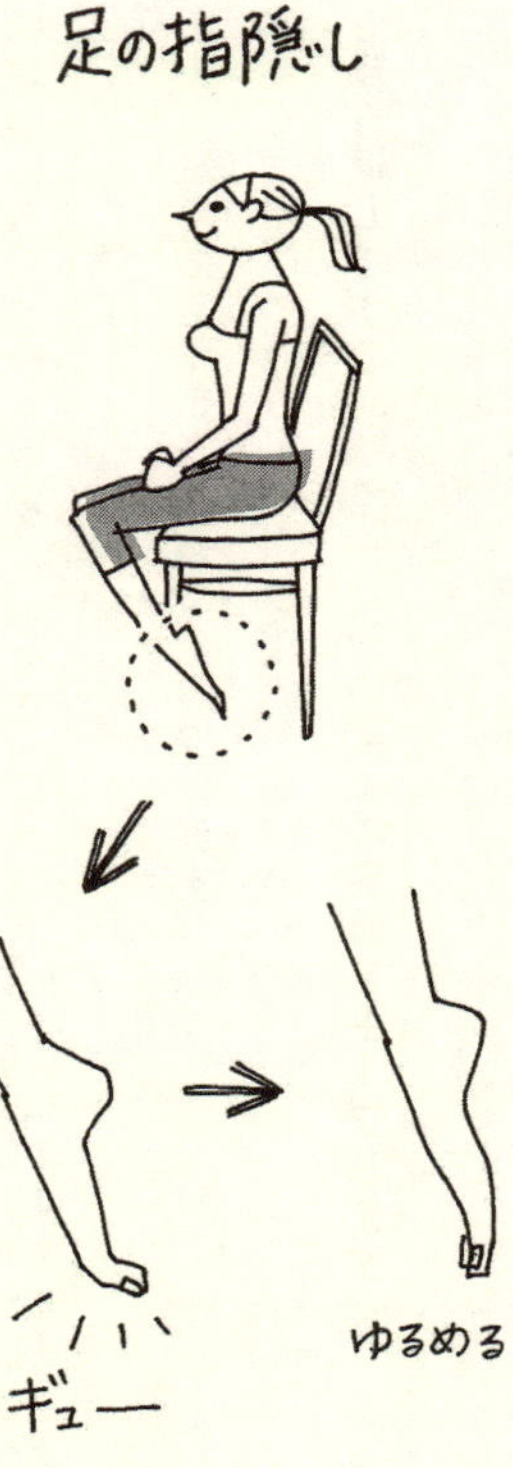

くっつきイス

立ってするストレッチです。

基礎代謝量を上げるのに効果的な大腰筋、大殿筋、大腿四頭筋のすべてが刺激されます。

①イスから70センチくらい離れたところで、イスに背中を向けて立ちます。

②背中を向けたまま、片足をイスにのせます。この時、身体が不安定になるので、そばにあるテーブルなどを支えにしてください。

③イスにのせた足をぐっと伸ばします。

④ゆっくり呼吸しながら30秒くらいそのままの姿勢をキープします。

⑤足を換えて、同じことを繰り返します。

一度やってみるとわかりますが、後ろ向きになった足のあちらこちらが伸びてとても気持ちのいいストレッチです。お尻の筋肉もキュンと持ち上がるので、ヒップアップに効果的。私は、電話でおしゃべりする時や、新聞を読む時には、ちょっとお行儀が悪いようですが、このストレッチをしています。

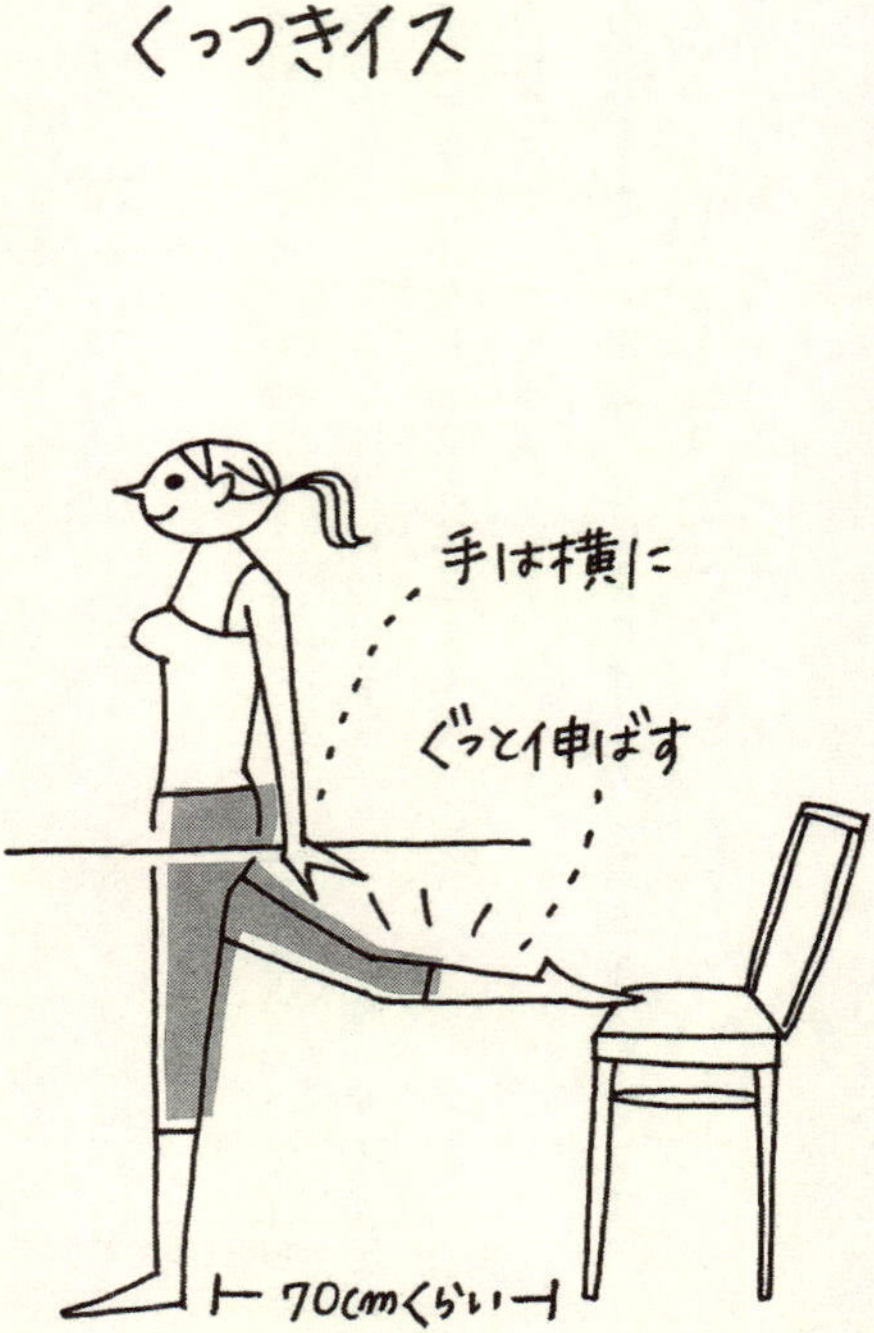
くっつきイス
手は横に
ぐっと伸ばす
70cmくらい

ストレッチくらいで、ホントに痩せるのかしら？　と思われるかもしれませんが、身体の筋肉のどこかを動かすには、エネルギーが必要なのです。編み物で指先を動かすだけでも、エネルギーが必要。読書だって大量に脳がエネルギーを使うのです。一番いけないことは、じっとしていることです。

今日から、テレビを見る時にも、本を読む時にも、新聞を読む時にも、とにかくいつでも、身体のどこかを動かす習慣をつけてください。

動くに追いつく肥満なし！なのです。

あとがき

最後までお読みいただきましてありがとうございました。

それにしても、この『簡単で確実に痩せる　晩ごはんダイエット成功レシピ集』ほど書いていて楽しい本はありませんでした。なにしろ、原稿を書いているより、キッチンで何か作って食べている時間のほうが長かったのですから……。

前作『確実に痩せてリバウンドしない　晩ごはんダイエット』では、健康的に痩せられる豆腐のレシピをご紹介して、予想以上の反響をいただきました。

ならば、もっと簡単に調理でき、もっと簡単に痩せられるレシピを考案できたら、さらに皆様に喜んでもらえるのではないか、とはりきり、山のように豆腐や豆乳を買い込んできて、煮たり焼いたり、足したり引いたりしながら1つずつレシピを手作りしてまとめたのが本書です。

この間、私は一体、どのくらいの豆腐や豆乳を食べたことでしょう!! と言っては作り直し、その度に試食するのですから、いつもいつもお腹がいっぱい。

できあがりがしょっぱい！ と言ってはやり直し、今度は味が薄い！ と言っては
でも……本書ができあがるまでのほぼ1ヶ月間、毎日毎日朝から晩まで満腹状態で過ごしたというのに、一度痩せた私の体重と体脂肪率はびくともせず、増えることはまったくありませんでした。

これこそ、恐るべし「豆腐」と「豆乳」のダイエットパワー！

私の身体で実験済みですから、どうぞ、皆様も安心して食べ続けてください。

本書の中にある、豆腐を使ったオリジナルのスイーツは、特に私のおすすめです。中途半端な甘さではなく、しっかり甘いスイーツが、オーブンもフライパンも使わず2、3分でできてしまいます。

かつての私のように、甘いものが食べたくてダイエットに挫折してしまった方は是非試してみてください。今度こそ大丈夫です！

最後に、たくさんのレシピにわかりやすく可愛らしいイラストをつけてくださっ

た柿崎こうこさん、デザインの市川事務所さん、そして『晩ごはんダイエット』で痩せてしまった編集の袖山満一子さんに心から感謝を申し上げます。

美波紀子

平成19年1月

この作品は書き下ろしです。原稿枚数280枚（400字詰め）。

簡単《かんたん》で確実《かくじつ》に痩《や》せる

晩《ばん》ごはんダイエット成功《せいこう》レシピ集《しゅう》

美波紀子《みなみのりこ》

平成19年1月15日　初版発行
平成26年12月15日　5版発行

発行人――石原正康
編集人――菊地朱雅子
発行所――株式会社幻冬舎
〒151-0051東京都渋谷区千駄ヶ谷4-9-7
電話　03(5411)6222(営業)
　　　03(5411)6211(編集)
　　　振替00120-8-767643
印刷・製本―株式会社　光邦
装丁者――高橋雅之

幻冬舎文庫

ISBN978-4-344-40896-8　C0195　み-9-2